0.75倍速健康法

工藤孝文 著
Kudo Takafumi

Forest
2545
Shinsyo

リベラル新書の好評既刊　定価：900円＋税

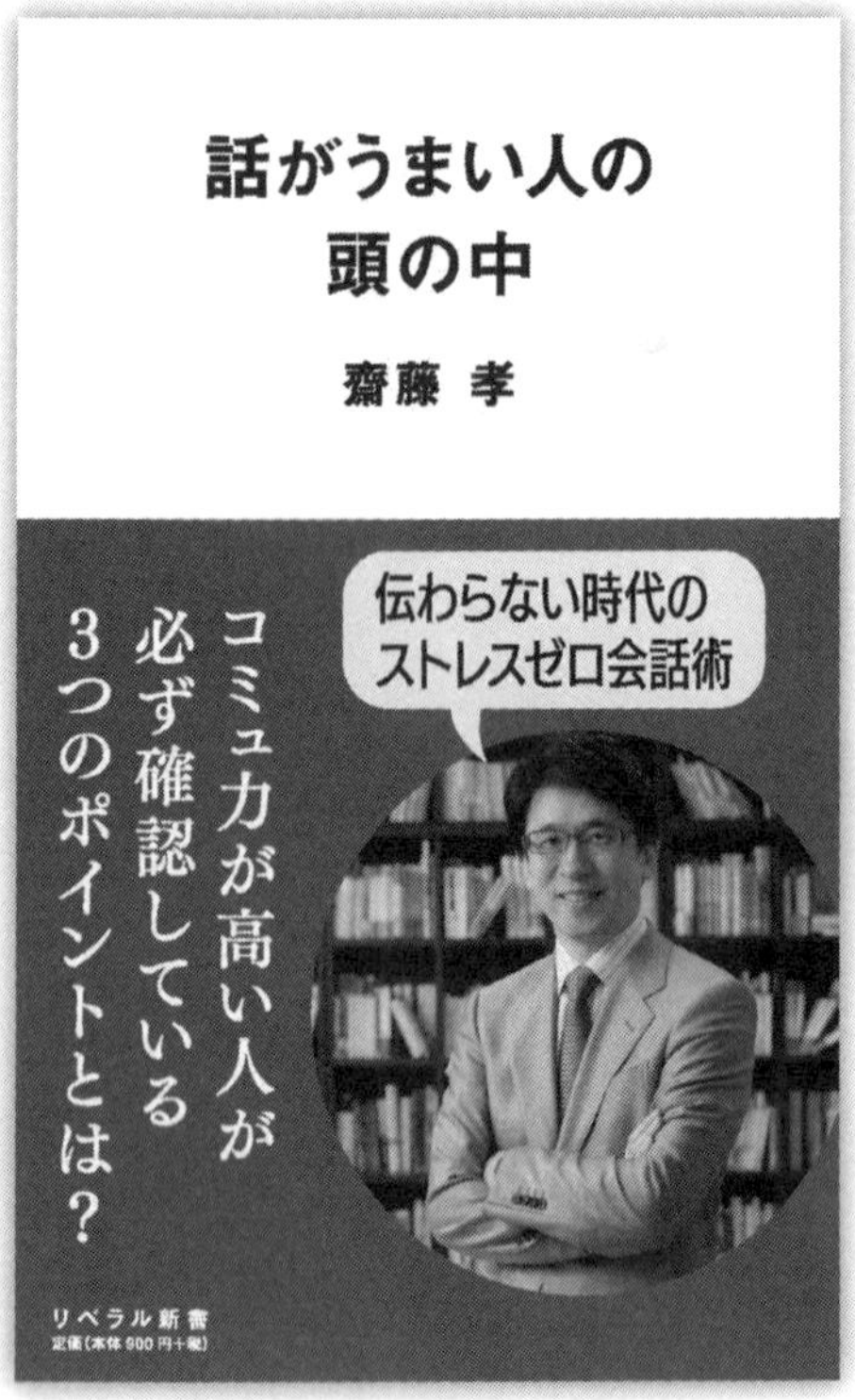

| リベラル新書007 |

話がうまい人の頭の中

著者：齋藤 孝

コミュニケーションの達人は普段どんなことに気をつけているのか？　言いたいことが伝わらない時代の“ストレスゼロ”会話術。

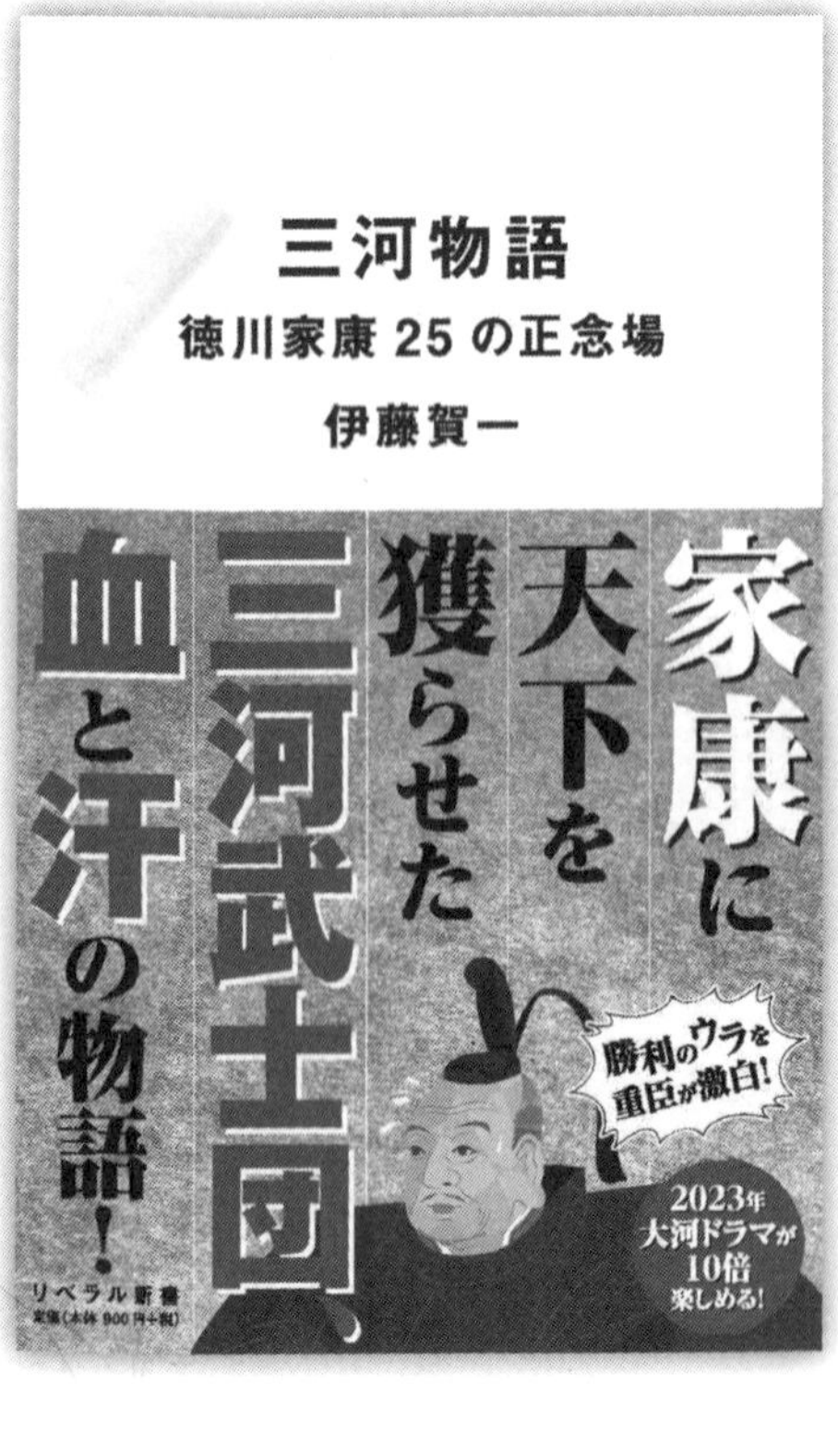

三河物語
徳川家康 25の正念場
伊藤賀一
家康に天下を獲らせた三河武士団
血と汗の物語！
勝利のウラを重臣が激白！
2023年 大河ドラマが 10倍 楽しめる！
リベラル新書
定価（本体900円+税）

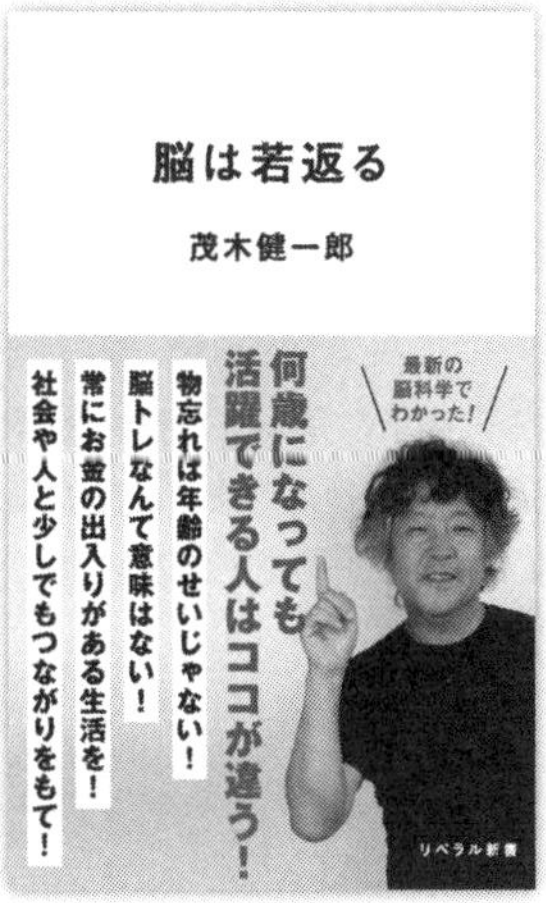

｜ リベラル新書001 ｜

脳は若返る

著者：茂木健一郎

歳を取るたびに、イキイキする人の秘訣！「脳の健康寿命」を伸ばすための「生活習慣」「お金」「人脈」「心持ち」を紹介。

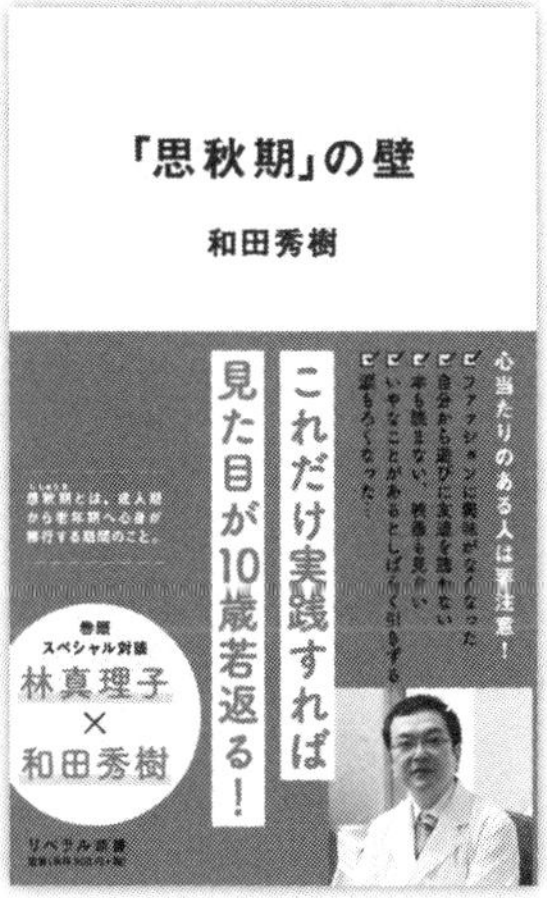

｜ リベラル新書002 ｜

「思秋期」の壁

著者：和田秀樹

老年医学の第一人者である著者が、豊かな老後を生きるためのコツを教えます。林真理子氏のスペシャル対談も収録！

はじめに

「やることが多すぎて気持ちを落ち着かせる時間がない」
「いつも何かに追われている気がして、なんだか毎日がしんどい」
などと感じていませんか？

現代社会では、このような不調を抱える人が急増しています。

不調の原因は、ずばり、生産性や効率性を追い求め過ぎていること。私たちの生活は、情報通信技術の発達やデジタルデバイスの普及により、時間や場所を問わず働くことが可能になりました。24時間で取り組める作業量は、インターネットの誕生以前とは比べものにならないほど増えています。

しかし、人間の欲求はとどまるところを知りません。もっと便利にと思うあまり、デジタルデバイスを駆使して生産性や効率性を追い求めることで、人間本来の生き方から逸脱した生活を送るようになりました。その結果、自律神経と呼ばれる重要な神経のバランスが乱れることで、イライラ、頭痛、不眠、倦怠《けんたい》感などの不調に悩まされる人が増加してしまったのです。

このような不調から脱するには、「現代社会では無駄な行為として捉えられていること」を意識的に、そしてじっくりと行なうことが重要だと私は考えています。

最近は、生活における無駄を切り捨ててしまう人が多い傾向にありますが、一見無駄に見えるようなことでも、じつは多くの価値があるものです。たとえば、頭が疲れているときに公園を散歩してみたら、なんだか気分がすっきりしたことはないでしょうか?

あえて余計だと思える作業に取り組むことは、人間らしさや健常な心身を維持するために必要な行為であり、無駄を排除し過ぎることはさまざまな不調に繋がってしまいます。また、単調で味気ない毎日を繰り返すだけの生活にもなりがちです。

私は、一見無駄な行為をじっくりと時間かけて行なうことを、「0・75倍行動」と名づけました。SNSの動画や録画したテレビ番組を1・5倍速や2倍速で視聴する人が多くなりましたが、その逆、スローで再生するような感覚です。その感覚を日常生活のいろいろな場面に取り入れてみるのです。

本書では、生産性の追求による不調から抜け出すためのコツとして、「0・75倍速」を生活に取り入れるメリットやポイントをわかりやすく解説します。

第1章では、せかせかすることが健康に悪い理由、第2章では自律神経の基礎知識、第3章では日常に取り入れやすい「0・75倍速」に繋がる行動、第4章ではメンタル不調を解消するためのポイント、第5章では心身の不調の改善に役立つストレッチを紹介します。

とくに、第3章からは生活に落とし込みやすい具体的な対策を紹介しているので、ぜひできることからお試しください。本書が、AI・ロボット時代を生きるあなたが人間らしく暮らすためのヒントになればたいへんうれしく思います。

0.75倍速健康法

目次

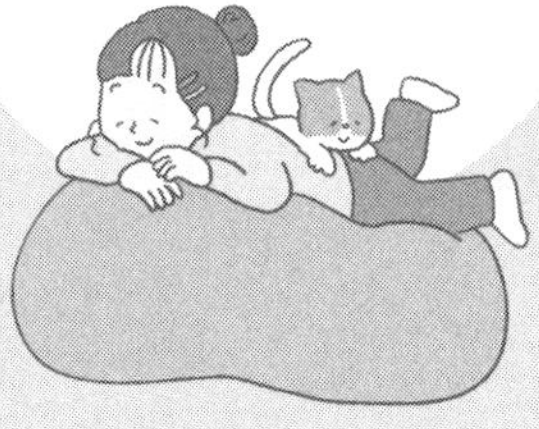

はじめに　3

第1章 「せかせか」はどうして健康に悪いの？

つねに戦闘モードで生活する現代人　18
自律神経のバランスを崩す倍速行動　20
そもそも焦らなければイライラもしない　22
人間はまだタイパを求めてはいけない　25
戦闘モードが脳疲労の原因に　27
マルチタスクは脳の天敵　28
脳疲労から抜け出すための3つの方法　31
頭を空っぽにするためのToDoリスト　34

人間が1日にできる決断の数は限られている　37
行動スピードの変化で得られる気づき　38
もう悩まない人間関係をつくる秘訣　40
日常にゆっくり時間を取り入れよう　42
0・75倍速で生きると見えてくる本来の自分　44

第2章 自律神経の乱れはあらゆる不調のはじまり

心と身体の調子を整える自律神経　50
交感神経と副交感神経の働き　52
心身を休ませるために必要な準備の時間　54
いろいろな不調を生む神経バランスの乱れ　56

神経バランスを乱れさせる4つのストレス　60
男女ともにホルモンバランスの変化には要注意　62
自律神経の状態を把握しよう　64
健康の秘訣はニュートラルであり続けること　67
過剰に働いている神経に気づく方法　70
「やめること」が不調から抜け出す第一歩　71
3つのNG習慣——その1「不規則な生活」　72
健康のためには欠かせない日光浴と朝食　74
3つのNG習慣——その2「運動不足」　76
運動不足解消のポイントは背筋と呼吸　77
3つのNG習慣——その3「身体の冷え」　79
切っても切り離せない自律神経と腸の関係　81
積極的に摂取したい高食物繊維の食材　82

第3章

日常に「0・75倍速」を取り入れる

日本人の過半数が倍速視聴常習者　88
0・75倍速で動画を視聴する　89
スローテンポの音楽で散歩する　91
りんごの皮はちぎれないようにむく　93
白米を玄米に替える　95
食事中に箸を置いて食レポする　97
急行は見送って各駅停車に乗る　99
ゆっくり動くものを目で追う　101
書き出すことで邪念を取り払う　102
コーヒーを淹れるならハンドドリップで　104

時間の流れに身を任せられる趣味を持つ 106
日常に森林浴の時間をつくる 107
美しい所作を心がける 110
話は最後まで聞いてゆっくり答える 111
集合時間より早く到着しておく 113

第4章 心の不調はゆっくり時間で解きほぐす

いつでもどこでもできる呼吸法 118
安定感を与えてくれるマインドフルネス瞑想 120
忙しいアピールは自分を失くしている証拠 122

自分と対話する時間を確保する 124
「やるべきことリスト」よりも「好きなことリスト」 127
とにかくあらゆることに感謝する 130
自分も相手も気分がよくなる「感謝アラーム」 132
「八正道」でいまの生活を大切に感じよう 133
苦手なことはどんどん人に頼る 135
0・75倍速の遠回りが可能性をひらいてくれる 137
仕事が終わらないときはいさぎよく諦める 139
「諦める」は本来前向きな意味を持つ言葉 140
自分を最優先にする時間をつくろう 142
デジタルデバイスから距離を置く 144
読書は最強の0・75倍速行動 147

第5章 ゆっくりストレッチで病気を予防する

肩こり解消で自律神経の不調も改善 152
首・手首・足首ストレッチで血流促進 156
お手軽太極拳で気分もスッキリ 162
ラジオ体操はじつはすごいストレッチ 167
健やかな暮らしのための「0・75倍速ラジオ体操」 168

おわりに 171

装丁・本文デザイン　bookwall
イラスト　しゅんぶん
図版デザイン　二神さやか
編集協力　きいてかく合同会社
（タケウチノゾミ・いからしひろき）
校正　大江多加代
DTP　株式会社キャップス

第1章

「せかせか」はどうして健康に悪いの？

つねに戦闘モードで生活する現代人

日常生活を送るなかで、つい「せかせか」してしまうことはありませんか？　とくに仕事や育児で忙しい日々を過ごしている人は、「1分1秒でも早く行動しなければ」という思いから、落ち着かない気持ちで過ごしていることが多いかもしれません。

もちろん、早く行動するのは悪いことではありませんが、このようにつねにスピードを意識するせかせかした生活を送ると、自律神経と呼ばれる重要な神経が乱れ、体調不良の原因となってしまいます。

たとえば、仕事で必要な資料を自宅に忘れて急いで取りに戻るときに、心臓がドキドキしたり、冷や汗をかいたりしたことはないでしょうか？　これらの症状は、自律神経のバランスが乱れ、身体が緊張状態にあるときに働く「交感神経」が優位になったことで引き起こされます。

自律神経の仕組みについては第2章で詳しく解説するため、ここでは概要のみかんたんにお伝えしましょう。自律神経とは、心臓や消化器などの臓器や器官を調整している神経で、**交感神経と副交感神経の2種類**から成り立っています。

私たちの意思とは関係なく血圧や体温が保持されたり、汗をかいたりするのも、自律神経が働いていているおかげです。交感神経と副交感神経はそれぞれ別の働きを担っていて、交感神経は心身を活動的な**「戦闘モード」**にするのに対し、副交感神経は心身を休ませ**「リラックスモード」**にする役割を果たしています。交感神経はアクセル、副交感神経はブレーキと考えるとわかりやすいでしょう。

この2種類の自律神経がバランスを取りながら協調して働くことで、私たちの心身の状態は健常に保たれます。しかし、どちらか一方の働きが高い状態が続くと、自律神経のバランスが崩れ、体調に異変が起きてしまいます。

交感神経だけの働きが高まっても、副交感神経だけの働きが高まっても不調に繋がりやすくなるため、双方が働くべきタイミングで優位になることがベストと言えます。

自律神経のバランスを崩す倍速行動

本書では、よりわかりやすくするために、せかせかした動きのことを**「倍速行動」**と呼ぶことにします。倍速行動とは、その名のとおり何でも素早く行動することです。近年は、ドラマや映画を倍速で視聴する人が多いですね。しかし、日常生活におけるすべての行動を倍速にすると、交感神経優位の状態が続くため、結果として心身の不調に繋がってしまいます。

本書を読み進める前に、ここで一度、最近の日常生活を振り返ってみてください。仕事に間に合わないからと大慌てで身支度を整えたり、スマートフォンを片手に5分程度で昼食を済ませたりしていませんか？　また、帰宅後も倍速再生でSNSの動画を視聴するなどの行動をしているかもしれません。

こうしてつねに倍速行動を続けると、1日を通して身体や心をゆったりと休めることができなくなります。すると、生命に危機が及んでいる状態だと身体が判断し、交感神経の働きが過剰になることで、結果として自律神経のバランスが乱れてしまうのです。

こう説明すると、身体的な倍速行動だけが自律神経のバランスを崩すように感じるかもしれませんが、じつは心の状態も大きく関係しています。この心身の連携について、少し例を挙げて考えてみましょう。

ゆっくり歩いたときと早く歩いたときを比較すると、ゆっくりと歩いたほうが気持ちに余裕ができ、心が落ち着くという人は多いのではないでしょうか？　また、気持ちに余裕がある状態で歩くと、自然と歩く速度がスローペースになると思います。反対に、早く歩くとせかせかとした気持ちになったり、落ち着かない気持ちで歩くと自然と早足になったりすることも多いでしょう。

このように、**心と身体は、自律神経を介してつねにリンクしています**。そのため、倍速行動による過労や寝不足などの生活習慣の乱れだけでなく、怒りや不安などの心の不調も自律神経のバランスを崩す原因となります。つい倍速行動をしてしまう理由は、**心と身体の両方に余裕がないこと**が原因と考えられます。

そもそも焦らなければイライラもしない

倍速行動が日常化している人が増加している理由には、タイムパフォーマンスの追求が当たり前になったことも大きいと考えられます。近年は生産性や効率性を追い求めるあまり、時間や労力をかけても得るものが少ないことは**「タイムパフォーマンスが低い＝無駄な行動」**であるといった考えが広まりつつあります。テレビやＳＮＳなどでも、「タイパ」という言葉をよく目にするのではないでしょうか？

セイコーグループ株式会社による、生活者の時間に関する意識や実態を調査した報告書「セイコー時間白書２０２４」によれば、15～69歳の男女１２００人のうち71・５％が「なるべく無駄な時間は過ごしたくない」、54・４％が「この時間は無駄ではないかとつい考えてしまう」と回答しています。この結果からも、多くの現代人が日常的に時間効率を重視していることがわかります。

なるべく無駄な時間は
過ごしたくない

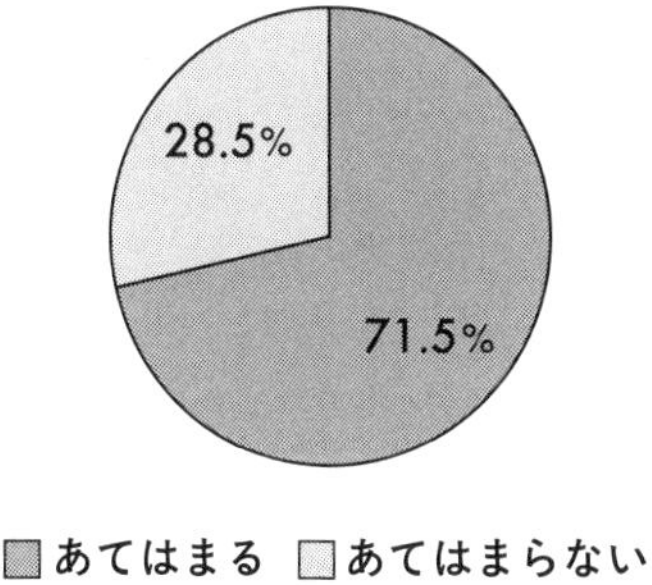

この時間は無駄では？
と考えてしまう

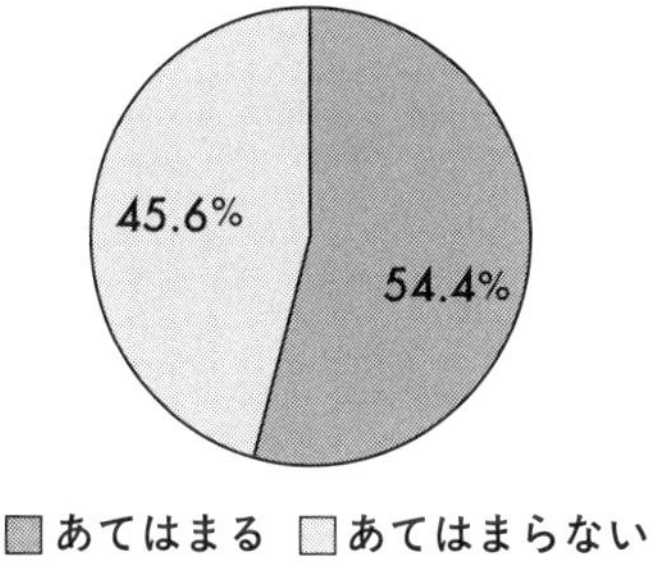

出展：セイコー時間白書 2024

タイムパフォーマンスを意識することにはメリットもある反面、焦りに繋がりやすい点に注意が必要です。つねに「時間を有効に使わなければ」と考えることで、気持ちに余裕がなくなり、その焦りが思わぬトラブルを引き起こすことがあるためです。

たとえば、焦っているときに限って水の入ったコップを倒す、帰宅途中に鍵を落とすなど、焦りが予想外のトラブルを生んだ経験はないでしょうか？　このようなケースでは、気持ちに余裕がないうえにトラブルへの対処も必要になることで、さらに苛立ちを感じやすくなります。

日常的なイライラで悩んでいる場合は、**過度なタイムパフォーマンスの追求による焦りが倍速行動に繋がり、その倍速行動によって感じた焦りやイライラが、さらなる倍速行動を生み出す**という悪循環に陥っているかもしれません。

仕事がうまくいかず物に当たってしまう、子どもの些細《ささい》な振る舞いにカッとなって大声で叱りつけてしまうなどの行動が続いたら、それはおそらく倍速行動によって自律神経のバランスが乱れている証拠です。

人間はまだタイパを求めてはいけない

タイムパフォーマンスを意識した生活は、そもそも本来の人間の生き方に適してはいません。私たちの祖先である原始人は、日の出とともに起床して狩りや漁に励み、日が沈むと休息を取る生活を送っていました。このような約24時間の生活リズムを**「サーカディアンリズム（概日《がいじつ》リズム）」**と呼び、体温やホルモン分泌、睡眠の周期、自律神経などの身体の基本的な機能を調節しています。つまり、日中は交感神経が優位になり、夜になると副交感神経が優位になるという自律神経の働き方は、原始時代から変わっていないということです。

このサーカディアンリズムをつくりだしているのが**「体内時計」**です。体内時計は光によって調整される仕組みで、光を感じると交感神経を活発化させ、暗くなると副交感神経の活動を促します。そのため、パソコンやスマートフォンの液晶画面から発せられる強い光を夜に浴びると、体内時計がずれてサーカディアンリズムが乱れるだけでなく、自律神経のバランスも崩れてしまいます。

自律神経は全身に張り巡らされているため、一度バランスを崩すと心身にさまざまな影響を及ぼします。生産性を追い求めるあまり、人間本来のリズムから離れた生活を送ると、健康問題を引き起こすことをよく覚えておいてください。

原始人が生活していた頃から現代社会までを24時間とすると、産業革命から現代までの時間は1分、インターネットが誕生してから現代までの時間は数秒だと言われています。

インターネットが誕生したのは1969年とされており、かなりの年月が経っているように感じるかもしれませんが、人類の歴史全体と比較すると、その期間はあまりに短いものです。人間の身体は、このような急激な時代の変化にまだ対応できていません。そのため**デジタルデバイスを駆使し、タイムパフォーマンスを意識し過ぎる生活は、人間にとって大きな負担**になってしまいます。

とくに夜遅くまで液晶画面を眺めていると、脳が覚醒して睡眠ホルモンであるメラトニンの分泌量が低下するほか、睡眠の質の低下に繋がることもわかっています。毎日起きる時間や寝る時間がバラバラな不規則な生活や、夜間でも明るく賑《にぎ》やかな生活をしていると、自律神経のバランスはどんどん乱れていってしまいます。

戦闘モードが脳疲労の原因に

倍速行動が原因で悩まされることが多い症状としては、イライラのほかに**「脳疲労」**も挙げられます。脳疲労とは、脳に過度な負担がかかることで、**脳の機能が一時的に低下している状態**のことです。たとえば、パソコンで一度にいろいろな作業をしようとした際に、フリーズしてしまった状態をイメージするとわかりやすいでしょう。

脳疲労を起こすと、**集中力が低下する、頭がぼんやりする、判断から実行までに時間がかかる、物忘れが激しくなる**などの症状を感じやすくなります。

では、なぜ倍速行動が脳疲労を引き起こしてしまうのでしょうか？　その理由は、**脳内には全身の機能を統制・コントロールする自律神経中枢が存在する**ためです。

この自律神経中枢は、交感神経と副交感神経の働きを調整する役割を果たしています。たとえば人が運動を始めると、脳は交感神経を活発に働かせるための指示を出します。そして、運動を続けることで疲労が溜まってくると、今度は副交感神経を働かせて全身をリラックスさせ、休息を取りやすくします。

このように、私たちの身体は自律神経中枢が正常に働いていることで、心身の健康を維持しています。そのため、倍速行動や寝不足などによって疲労が生じると、交感神経と副交感神経の調整を行なっている脳に過剰な負担がかかり、結果として脳疲労を引き起こすという仕組みです。

マルチタスクは脳の天敵

脳疲労はマルチタスクや情報過多によっても発生します。現代はパソコンだけでなく、スマートフォンやタブレットなどのさまざまなデジタルデバイスが存在しており、場所や時間を問わずに多種多様な作業を行なうことが可能となりました。

タイムパフォーマンスを高めるために、スマートフォンで電話をしながらパソコンでメールを確認する、家事をしながら動画を視聴するといった行為を日常的に行なっている人は多いのではないでしょうか？　このようなマルチタスクは一見効率的に感じるかもしれませんが、じつは**一度に行なうタスクが増えると、脳に過剰な負担がかかり、脳疲労を起こしやすくなります**。

さらに、暇さえあればＳＮＳを見るといった行為は、つねに多くの情報が脳にインプットされることで情報過多になり、脳が疲れる原因になってしまいます。**脳は情報を受け取っている限り思考を止められないため、疲労が蓄積していってしまうのです。**

隙間時間や困ったことがあった際にすぐにスマートフォンを開く行為は、つねにスマートフォンを操作していないと落ち着かない「**スマホ依存症**」にもなりかねません。スマートフォンへの依存度については、次のページのチェックリストを試し

スマホ依存チェックリスト

□ スマホが手元にないとソワソワしたり、
イライラしたりする

□ ついスマホを見てしまい、
予定していた仕事や家事に取り組めないことがある

□ スマホを見始めると、
思っている以上に時間が経っていることがある

□ 周囲の人と過ごす時間よりも、
スマホを見ることを優先してしまう

□ スマホを使う時間を減らそうとしても、
なかなか減らせない

□ スマホが近くにないと落ち着かない

□ 暇な時間があると無意識にスマホを触ってしまう

☑　　　　個

てみてください。該当する項目が多いほど依存度が高いことになります。

脳疲労から抜け出すための3つの方法

ここまで、倍速行動がいかに心身に不調をきたすかについて説明してきました。しかし、日頃の行動を振り返って、すでに不安に思っている人も多いことでしょう。

安心してください。ここからは、そうした倍速行動から抜け出し、倍速行動によるデメリットを解消するための方法やコツを紹介していきます。

まずは、現代人にとくに多い脳疲労から抜け出すための3つの方法について解説しましょう。

1つ目は**「タイムパフォーマンスが低い行為にあえて取り組む」**です。

私は、作業パフォーマンスが低下してきたと感じたら、テレビのバラエティ番組を観る、軽いストレッチで身体を動かす、仮眠を取るなどして頭をリセットしています。

生産性向上のため、休憩時間に自己啓発本を読んだり、仕事に関連する内容のテレビ番組や動画を視聴したりする人も多いかもしれませんが、このような行為は脳が休まらず、脳疲労を増幅させてしまう可能性があります。仕事などの疲労の原因となる出来事とはなるべく離れた行動をすることで、脳をリフレッシュさせましょう。

2つ目は**「環境を変える」**です。

日中オフィスにいる時間が長い人は、近くのお店に飲み物を買いに行くなどして少し外に出てください。それだけでも気持ちが切り替わり、頭がスッキリすることがあります。もし外出が難しい場合は、トイレに行ったり、廊下を歩いたりしてみましょう。

その際、肩を回すといったかんたんなストレッチをしてみることもおすすめです。長時間同じ姿勢を続けると血行が悪くなり、自律神経の働きが低下するだけでなく、脳内の酸素や栄養素が不足するため、集中力も落ちてしまいます。

長時間座り続けることは健康に悪影響を及ぼし、死亡リスクを高めることもわかっています。「1時間座り続けると余命が22分縮まる」という恐ろしい研究結果が発表されているのです。少し身体を動かすだけでも血行の促進に繋がるため、意識的に身体を動かすとよいでしょう。


3つ目は**「問答無用でとにかく手を動かす」**です。

会社で細かい作業に集中していたときに、周囲の人からの呼びかけがまったく耳に入らなかった経験はないでしょうか？　このような事態が発生するのは、人間の脳は思考と感覚を両立できないからです。

視覚や匂い、食感などに集中しているときは、基本的に考え事はできません。つまり、感覚を重視した作業に集中すれば、思考を一時的に中断できるということです。

脳疲労を起こした際は、頭の中が考え事でいっぱいになり、思考が負のループに陥ってしまうケースも多々見られます。マイナスな考えが頭の中を占め、何をしても気分が晴れない場合は、とにかく思考を伴わない作業に集中してみましょう。たとえば、写経や手芸、ヨガやストレッチなどに黙々と取り組むと、脳疲労の軽減が期待できます。

頭を空っぽにするためのＴｏＤｏリスト

とはいえ、仕事や家事が忙しく時間がかかる作業に取り組めないという人も多いと思います。そのような場合は、**「身体を動かすＴｏＤｏリスト」**を書き出し、上から順番に取り組むことが適しています。

このときの重要なポイントは、**必ず身体を動かす作業だけを書き出すこと**です。やるべきことのなかには、家計簿の整理などの頭を使うものもあると思いますが、脳疲労を起こしている際には、何も考えずにこなせる作業が適しています。庭の草むしりや冷蔵庫内の整理、部屋の掃除などで一心不乱に身体を動かせば、終わりの

身体を動かすToDoリスト

（例）
・りんご（果物）の皮をちぎれないようにむく

・

・

・

・

・

・

・

・

・

・

ない思考を断ち切り、頭をリセットさせることができます。

このような運動以外の生活活動で消費されるエネルギーはＮＥＡＴ（ニート）と呼ばれ、一般的な運動に取り組んだ際のおよそ5〜6倍ものエネルギーを消費することがわかっています。第2章でも詳しく解説しますが、自律神経のバランスを整えるためには、生活習慣を整えることが欠かせません。ＴｏＤｏリストの達成により、無理なく身体を動かしましょう。

また、**リストの一番上から順番に作業を進めること**も、重要なポイントの1つです。リストに取り組む際に「次は何をやろうかな」などと考えると、脳疲労からの回復を妨げてしまいます。よって、リストの一番上から機械的に進めていき、作業に没頭することが重要です。

意外にも、頭の悩みは頭では解決できません。身体的な疲労とは反対に、「脳疲労は身体を動かして解消する」と覚えておいてください。

人間が1日にできる決断の数は限られている

ToDoリストを書き出す力も残っていないくらい脳疲労が蓄積してしまった場合に備え、**そのときに取り組むことを日常的にメニュー化しておくこと**もおすすめです。

というのも、「次はこれをしよう」といった何かを決断する行為は脳にとって負担になりやすく、脳疲労を増幅させてしまう可能性があるからです。そのため、事前に脳疲労が起きた場合の回復方法をあらかじめ決めておくことで、決断による脳疲労を防止することができます。

特別なことに取り組むのではなく、靴磨きや皿洗いなどの日常的な行為でまったく問題ありません。

このように事前に取り組むことを決めておく方法は、著名な経営者やスポーツ選手も多く取り入れています。アップルの共同創業者であるスティーブ・ジョブズ氏は、**「人間が1日にできる決断の数は限られている」**という理由により、毎日同じ黒のタートルネックとジーンズ、スニーカーを着用していました。服の選択という決断にかかる時間とエネルギーを減らし、仕事に集中するためです。

決まった動作や行為を繰り返すことには、「今日は何をしよう」と考える時間を省くことで、物事の決断によるストレスを減らす効果があるほか、「今日もこれをやったから大丈夫」といった心の安定にも繋がります。

人間が1日に行なう決断の数は驚くほど多く、ケンブリッジ大学のバーバラ・サハキアン教授の研究によれば、**人間は1日に最大で3万5000回もの決断をしている**ことが判明しています。決断が多過ぎることも脳への大きな負担となるため、疲れ切って思考能力が低下してしまった場合に備え、事前にやることを決めておくと安心です。

行動スピードの変化で得られる気づき

では、脳疲労以外の不調から抜け出すにはどうすればよいのでしょうか？　その答えは、倍速行動の逆、つまり**行動スピードを意識的にゆっくりにすること**です。「ゆっくり行動するなんて時間の無駄では？」「時間をかけるとより疲れるのでは？」と思うかもしれませんが、行動スピードを遅くすることには、意外と多くのメリットが存在します。

例として、休日にのんびりと散歩を楽しんでいるときのことを想像してみてください。いつもと同じ景色であるにもかかわらず、今までまったく意識していなかった建物が目に入ってきたり、公園の花壇に植えられている植物を見て、季節の移り変わりを感じたりしたことはありませんか？

一方で、通勤時など考え事をしながら早足で歩いている際には、周囲の様子はあまり目に入ってこないのではないでしょうか？　このように、行動スピードを落とすと、感覚が研ぎ澄まされて新たな気づきを得やすくなりました。

私自身も、忙しいとつい倍速行動をしてしまうため、なるべく行動スピードを落として患者さんの診察をするよう心がけています。すると、心に余裕ができるだけでなく、患者さんの表情や様子などのちょっとした変化に気がつきやすくなりました。

タイムパフォーマンスを意識して倍速行動ばかりしていると、毎日が同じ作業の繰り返しになり、人生が非常に味気ないものになってしまいます。ゆっくり行動すると自律神経のバランスが整うだけでなく、日々新たな気づきを得ることもでき、より豊かな日常生活に近づくことができるでしょう。

もう悩まない人間関係をつくる秘訣

行動スピードに余裕を持たせるメリットには、そのほかに、メンタル面にもよい影響を与えられることも挙げられます。本章の初めで、つい倍速行動をしてしまう理由は、心と身体の両方に余裕がないことが原因の可能性があると述べたとおり、行動とメンタルには非常に強い繋がりがあります。

この関係性は医学的にも証明されており、さまざまな心の病に効果的な方法として、認知行動療法と呼ばれる治療方法が広く取り入れられているほどです。**心の余裕は、円滑な人間関係の構築や維持にも非常に役立ちます。**

たとえば、初対面の相手にとても失礼な態度を取られたとします。このとき、心に余裕がないと「あの人は最低な人だ」と決めつけてしまいがちですが、気持ちにゆとりがあると「何か嫌なことがあってイライラしていたのかもしれない、次に会ったときは落ち着いて話せるといいな」と少し余裕を持って考えられるようになります。

普段から倍速行動ばかりしていると、交感神経が優位になることでイライラしやすくなり、つい勝手な判断をしてしまいがちです。そのため、周囲の人との関係で悩んでいる場合は、ゆっくりとした行動を意識することで気持ちに余裕ができ、関係性の改善に結びつくこともあるでしょう。

なかには、ゆっくりした行動をしなければと考えれば考えるほど焦ってしまう人もいるかもしれませんが、まずは可能な範囲内で行動を変えることが重要です。休みの日にスローペースで散歩をする、しつこい汚れがついた場所をじっくり掃除する、普段はしないようなＤＩＹに挑戦してみるなど、いつもよりもゆっくりと身体を動かすことから始めてみましょう。

いきなりすべての行動を遅くしようとせず、一部の倍速行動を止めるところから始め、徐々にペースを変化させてみてください。

日常にゆっくり時間を取り入れよう

「行動スピードを変えるとは言っても、どれくらいゆっくりにすればいいの？」と感じた場合は、つねに０・75倍速を意識して無理なく行動スピードを落とす方法がおすすめです。**0・75倍速とは1倍速よりも遅く0・5倍速よりも速い**、まさに生活に取り入れるのにぴったりな速度です。

０・75倍速の想像がつきにくいときは、ＹｏｕＴｕｂｅでニュース動画を開いた後に、設定ボタンを押して再生速度を変更してみてください。まず標準の速度で再生し、その後０・75倍速にセットして、もう一度再生するとイメージを掴みやすくなると思います。

0・75倍速は一般的に想像するスロー再生よりもスピードが速いため、ゆっくり過ぎてイライラするほどの速度ではありません。そのため、日常生活にも取り入れやすく、行動スピードを変える目安として最適な速さと言えます。

どのような行動からスローペースにするか迷った場合は、まずは歩くスピードに0・75倍速を取り入れてみましょう。たとえば、いつも自宅から駅まで10分かかるのであれば、同じ道を13分程度（10÷0・75）で歩くとちょうどよいスピードになります。

もちろん歩くスピードだけを遅くすると、会社に遅刻するなど日常生活に影響が出てしまうため、スピードの変化に合わせた生活の見直しも行なう必要があります。

私が推奨しているのは、**起床時間を今より30分以上早めること**です。

時間の余裕は心の余裕に繋がるため、たった30分でも早く起きることで、朝の行動に余裕ができ、バタバタと焦る必要がなくなります。

また、ゆっくりと周囲を見ながら歩くと、普段は意識していなかった自分を取り巻く環境に目がいき、新たな気づきを得ることに通じます。ふと目に入った広告や看板から仕事のヒントを得るなど、余裕を持った行動は視野の広がりにも結びつくものです。

私自身も、0・75倍速を意識して歩くと「こんなところに雰囲気のいい喫茶店があったんだ」「世の中にはこんな面白い広告があるんだ」といったように、普段は意識しないさまざまな場所や物に目が留まるようになりました。仕事でよいアイデアが思い浮かばず焦ってきたときこそ、気持ちを抑えて、日常生活に0・75倍速を取り入れてみるとよいでしょう。

0・75倍速で生きると見えてくる本来の自分

0・75倍速行動を心がけることは、本来の自分を取り戻すことや、自分の新たな側面を発見するきっかけにもなります。とくに社会人の場合は、本来の性格とは異なる自分を演じることで、取引先や同僚との人間関係を円滑に保っている人も多いのではないでしょうか？　なかには、無意識のうちに本来の性格を隠している人もいらっしゃるでしょう。

意外にも0・75倍速を取り入れると、自律神経のバランスが整い心身に余裕が生まれることで、普段は隠れていた本来の自分が見えてくることがあります。

「いつも時間がなくて電話で連絡することがほとんどだけれど、メールでゆっくりとコミュニケーションを取るほうが心に余裕が生まれるように感じる」「臨機応変な対応が求められる仕事よりも、コツコツと時間をかけて取り組む作業のほうが得意かもしれない」といったように、倍速行動によって見失っていた自分自身を再認識できます。

コンプレックスがある人ほど、本来の自分を出したら嫌われてしまいそうだと感じるかもしれませんが、意外と自分が短所だと思っていることは、他人からは長所に見えることも多いものです。

じつを言うと、私はもともとあがり症気味で、テレビに出ることはあまり得意ではありません。テレビに出演している方々は皆さんサラサラと上手にお話しされるのに対し、私は緊張して口ごもってしまうことや、舌を噛んでしまうことも多くあります。

私自身はこれを欠点だと感じていましたが、緊張しながらも頑張って喋《しゃべ》っているうちに、口ごもったり舌を噛んだりしてしまうことが、私の個性として認められてきたような気がします。

このような私自身の体験を通して、つねに自然体で過ごしていると、いつの間にか周囲の人が助けてくれるものだと感じるようになりました。素直で一生懸命な人や、苦手を克服しようと努力している人を見ると、つい応援したくなるように、0・75倍速を取り入れて本来の自分を取り戻すと、言動にその人らしさが出るため、なんとなく親近感が湧きやすくなるものです。

逆に無理をして本来の自分を隠すと心身の負担となり、結果として自律神経のバランスを崩すことになりかねません。**0・75倍速を日常生活に取り入れることは、自然体の自分や、まだ見ぬ自分と出会うきっかけになるかもしれません。**

最初は難しいと思いますが、まずは無理なく0・75倍速を取り入れることから始めて、徐々に自分に適したペースを確保していきましょう。

第 2 章

自律神経の乱れは
あらゆる不調の
はじまり

心と身体の調子を整える自律神経

第1章でもご紹介したとおり、自律神経は体温や血圧の調整など、私たちの心身を健常に保つとても重要な役割を果たしています。では、自律神経はどのように各機能の調整を行なっているのでしょうか？　ここでは、自律神経のより詳しい仕組みについて解説します。

私たちの全身に流れる神経は、司令塔である「中枢神経」と、その中枢神経に接続している「末梢神経」の大きく2つに分けられます。これらの神経の働きについて、少し例を挙げて考えてみましょう。

お湯を沸かした後のヤカンに触ったときに、熱さに驚いてパッと手を離した経験はないでしょうか？　このような動きは、

①手に張り巡らされた末梢神経から、「熱い」という情報が中枢神経に届く。

②中枢神経から末梢神経に「手をヤカンから離すように」と指示が伝わる。
③末梢神経が手の筋肉を動かし、ヤカンから手が離れる。

という流れにより行なわれています。

この流れからわかるように、中枢神経は身体の各部位に指令を出す神経であり、末梢神経はその指令を必要な場所に伝える神経です。そして、この末梢神経はさらに2つに分かれています。

1つが意思による身体の動きや感覚を司る「体性神経」、もう1つが「自律神経」です。ただし、同じ末梢神経でも特徴が異なっており、体性神経は自分の意思で身体を動かすための神経であるのに対し、自律神経は意思とは無関係に臓器や器官を調整します。

前者は運動のために、後者は体内の調整のために働くようなイメージです。呼吸や心拍数の調整など、自分の意思とは無関係に行なわれる身体の働きは、すべて自律神経によってコントロールされています。

そして、この自律神経は、身体を緊張させる「交感神経」と、リラックスさせる「副交感神経」に分けられます。**2つの神経はシーソーのようにバランスを取り合っていて、心身の状況に応じてどちらかが優位になる**仕組みです。

交感神経と副交感神経の働き

交感神経とは、**心身をアクティブに動かすための神経**です。仕事に集中しているときや緊張したとき、ストレスを感じたときなど、主に日中に働きが高まります。緊張時に交感神経が活発化するのは、ストレスなどにより、ノルアドレナリンとドーパミンという2つのホルモンの分泌が促されるからです。

ちなみに、ノルアドレナリンは身体を活動的にするホルモン、ドーパミンはやる気を高めるホルモンです。プレゼンなどの失敗できない状況で心臓がドキドキしたり、口の中が乾燥したりするのは、この交感神経の働きが高まるからです。

一方で副交感神経は、**心身を休ませて休息状態に導くための神経**です。主に夕方

	交感神経	副交感神経
血管	収縮する	拡張する
血圧	上昇する	降下する
心拍	速くなる	ゆっくりになる
発汗	促進される	抑制される
筋肉	緊張する	弛緩する
瞳孔	拡大する	縮小する
涙腺	分泌が抑制される	分泌が促進される
呼吸	浅くなる	深くなる
唾液	少量で濃い	多量で薄い
胃	消化が抑制される	食欲が促進される
腸	吸収が抑制される	吸収が促進される
白血球	増加する	減少する

から夜間にかけて働きが高まることが特徴で、入浴後などのリラックスしているときに眠くなるのは、副交感神経が優位になるからです。

副交感神経にはアセチルコリンと呼ばれる神経伝達物質が深くかかわっており、このアセチルコリンが安静時に心拍数を低下させたり、ノルアドレナリンの放出を抑制したりすることで、身体をリラックスモードへと導いてくれます。

このように、交感神経と副交感神経はそれぞれが優位な状態を交代しながら働いています。そして、この神経の切り替えにかかわっているのは、体内時計と状況の変化という、2つの要素です。

心身を休ませるために必要な準備の時間

第1章でも軽く触れたように、体内時計はサーカディアンリズムと呼ばれる自然のリズムと深く関係しています。そのため私たちの身体は、起床時に太陽の光を浴びるとセロトニンと呼ばれるホルモンが分泌され、交感神経が優位になります。

そして、朝日を浴びてからおよそ16時間後に睡眠ホルモンのメラトニンが分泌され始めると、眠気が引き起こされ、今度は副交感神経が優位になります。

また、交感神経と副交感神経は体内時計に合わせた調整だけでなく、状況に合わせた切り替えも行なっています。たとえば、食事をすると、交感神経の働きが高まっている日中であっても、副交感神経が優位な状態に切り替わります。その理由は、消化吸収をするための蠕動《ぜんどう》運動は副交感神経が担っているからです。

同様に、副交感神経の働きが強まる夕方から夜にかけた時間帯であっても、仕事などの緊張する出来事があると、交感神経の働きが活発になります。

状況に合わせて切り替わると聞くと、交感神経と副交感神経の切り替えは瞬時に行なわれるように感じるかもしれません。しかし、交感神経が優位になるまでの時間はわずか0・2秒程度であるのに対し、**副交感神経が優位になるには約5分もの時間がかかります**。

交感神経が素早く切り替わるのは、敵から逃げる際などの緊張時に働きが高まる神経であり、切り替えが遅れると生命維持に影響が及ぶ可能性があるからです。

一方、副交感神経のへの切り替えがゆっくりなのは、身体をリラックスさせることで、臓器や器官の働きをもとに戻す必要があるからです。副交感神経を優位にするには、交感神経の活発化によって上昇した心拍数や呼吸数を徐々に落ち着かせる必要があります。そのため、このような生理的な変化や、心を落ち着かせるための心理的な変化によって時間がかかるというわけです。

交感神経の働きを高めることは、元気に活動するためにはとても重要であるものの、夜になっても交感神経の働きが高いままだとリラックスできず、睡眠障害の原因になります。**夜間はなるべく仕事や倍速行動を避け、心身を休める準備をしましょう。**

いろいろな不調を生む神経バランスの乱れ

交感神経と副交感神経は、それぞれが重要な役割を果たしており、1日のなかで双方がバランスよく働くことが理想です。もし日中に緊張して交感神経が昂《たかぶ》ったら、その分夜間にはリラックスして副交感神経を優位にさせるといったように、2つの神経のバランスが取れた状態がベストと言えます。

しかし、ストレスの多い生活を送っていると、交感神経が過剰に働き自律神経のバランスが崩れてしまいます。**「自律神経の乱れ」**という言葉を耳にしたことがある人は多いかもしれませんが、自律神経の乱れとは、この**2つの神経バランスが崩れた状態**を指しています。

自律神経が乱れると、倦怠感や不眠、ほてり、肥満などの全身症状のほか、偏頭痛、動悸《どうき》、耳鳴り、めまいなどの局所の症状も発生します。さらに、便秘や下痢、過敏性腸症候群などの消化器症状や、イライラ、不安感、うつ状態、過呼吸などの精神症状が起こるケースも多く見られます。

症状が身体面から精神面まで多岐にわたる理由は、自律神経が全身に張り巡らされた神経であるからです。自律神経は全身の器官をコントロールしているため、バランスが崩れると、心身にさまざまな症状が起こってしまいます。

これらの不調は「自律神経失調症」と呼ばれ、その症状は人によって異なります。

全身症状が現れる人もいれば、精神的な症状のみ現れる人もいます。そのため、「自律神経のバランスが乱れると必ずこの症状が起こる」といった決まりはありません。また、自律神経失調症は病気ではないため、このような不調は生活習慣の見直しなどで改善できる可能性があります。

ただし、自律神経の乱れによって生じる症状のなかには、ほかの病気によって引き起こされる症状と非常によく似ているものがある点には注意が必要です。たとえば頭痛や倦怠感などの症状は、身体症状が強く出るうつ病の一種である「仮面うつ病」と混同されることがあります。

また、発汗や高血圧、動悸などは、甲状腺の病気である「バセドウ病」の症状と重なります。それだけでなく、頭痛やめまいがある場合は、脳梗塞や脳腫瘍などの重大な病気が隠れているかもしれません。症状が強く出る場合や不調が長引く場合は、医療機関を受診するようにしましょう。

	主な症状
全身症状	倦怠感・疲労感・不眠・多汗・冷えのぼせ・血圧の異常など
頭・耳	頭痛・頭重感・めまい・耳鳴り
目	ドライアイ・まぶたのけいれん
口	口の渇き・味覚障害・喉のつかえやイガイガ感
胸	息苦しさ・過呼吸
心臓	動悸・不整脈
胃	食欲低下・吐き気・腹痛・腹部膨満感
腸	下痢・便秘・過敏性腸症候群

神経バランスを乱れさせる4つのストレス

自律神経のバランスが乱れる原因にはさまざまなものが挙げられますが、現代人に最も多く見られるのはストレスです。ストレスは精神的・身体的・環境的・化学的の大きく4種類に分けられ、いずれも自律神経のバランスを崩す原因となります。

●精神的ストレス：仕事や家庭のトラブル、人間関係の悩みなど
●身体的ストレス：病気、怪我、身体の痛みなど
●環境的ストレス：温度、湿度、気圧の変化など
●化学的ストレス：薬、化学物質など

ストレスと聞くと、まず「精神的ストレス」を思い浮かべるのではないでしょうか？　人間関係や仕事、育児などに関する悩みや心配事は、精神的ストレスを生み出す原因となります。

現代人はとくに仕事に関するストレスを抱えている人が多く、厚生労働省が実施した「令和五年 労働安全衛生調査（実態調査）」によれば、仕事で強い不安やストレスを感じている人の割合は82・7％にものぼることが判明しています。

また、その理由としては「仕事の失敗、責任の発生など」が39・7％、次いで「仕事の量」が39・4％、「対人関係」が29・6％となっており、仕事上の悩みや対人関係によるストレスが体調不良の原因になっているケースは非常に多いことが予想されます。

続いて、身体の痛み（身体的ストレス）や極端な温度変化（環境的ストレス）、薬の飲み過ぎ（科学的ストレス）なども神経バランスを乱れさせる原因となります。

たとえば、炎天下を歩いてきた直後にエアコンでキンキンに冷やされた室内に入るなどの行為は、一瞬気持ちよさを感じるものの、自律神経のバランスを崩す大きな原因となります。環境的ストレスによって交感神経の働きが過剰になり、身体が「戦闘モード」のままになってしまうためです。

ちなみに、ストレスの次に多い原因は不規則な生活です。ここまでも何度か解説したとおり、自律神経は体内時計と深く関係しています。そのため、夜更かしや朝寝坊などの不規則な生活を繰り返すと、体内時計がどんどん後ろにずれていき、最終的に自律神経の乱れに繋がります。

また、夜更かしをすると副交感神経が優位になる時間が短くなるため、心身を十分に休められなくなり、さまざまな不調が発生しやすくなります。

男女ともにホルモンバランスの変化には要注意

そのほかには、**加齢によるホルモンバランスの変化**も、自律神経の乱れに結びつきます。自律神経はホルモンの分泌とも密接な関係にあるからです。

代表的なものは性ホルモンで、女性の場合は、「エストロゲン」と「プロゲステロン」という2つの女性ホルモンの影響を強く受けます。

エストロゲンとは妊娠に備えて子宮内膜を厚くするためのホルモンで、その分泌量は思春期に急増し、更年期になると減少します。また、プロゲステロンは妊娠を助けるためのホルモンで、エストロゲンと同様にライフサイクルによって増減します。とくに思春期や妊娠・授乳期、更年期は、この2つのホルモンバランスの変化が激しい傾向にあり、その分自律神経も乱れやすくなるので注意が必要です。

女性ホルモンの変化が自律神経に影響を与える理由は、どちらも視床下部という脳の部位がコントロールを行なっているからです。視床下部は女性ホルモンの分泌を指示する部位であると同時に、自律神経の中枢でもあります。よって、ホルモンバランスが急激に変化すると、視床下部がその変化に対応するのに時間がかかり、自律神経の乱れに影響します。**女性はホルモンの影響により、男性よりも自律神経が乱れやすい**と言えるでしょう。

一方、男性における代表的な性ホルモンには、「テストステロン」が挙げられます。テストステロンには、女性ホルモンのエストロゲンほど大きな変化はありません。しかし、40代から徐々に分泌量が減少していくため、人によっては男性更年期の症状が出ることがあります。

男性更年期は女性と同様に、強い疲労感や睡眠障害などが起こることが特徴で、さまざまな症状だけでなく、自律神経のバランスも不安定になりがちです。

近年は、更年期障害における動悸やホットフラッシュなどの症状に対して、自律神経のバランスを整えることが効果的だということがわかってきています。男女ともに更年期症状が現れたら、なるべく生活習慣を正し、ホルモンによって乱れた自律神経のバランスを整えましょう。

自律神経の状態を把握しよう

自律神経の乱れによる不調から抜け出すには、まず現在の状態を把握することが重要です。繰り返しになりますが、交感神経と副交感神経はつねにバランスの取れた状態がベストであり、どちらかの働きが過剰だと心身に不調が発生しやすくなります。

自律神経の状態は、自覚症状から大きく次の4タイプに分類できます。自分の自律神経の状態がどちらに偏っているか、4タイプのなかから考えてみてください。

①眠気やだるさが強い
↓交感神経の働きが低く、副交感神経の働きが高い。
②すぐにぐったりしてしまう
↓交感神経、副交感神経の両方の働きが低い。
③疲れてもすぐに元気になり、不調知らず
↓交感神経、副交感神経の両方の働きが高い。
④イライラしやすく、気持ちが落ち着かない
↓交感神経の働きが高く、副交感神経の働きが低い。

①は、副交感神経が過剰になっている状態です。眠気やだるさが強く、やる気が持続しません。

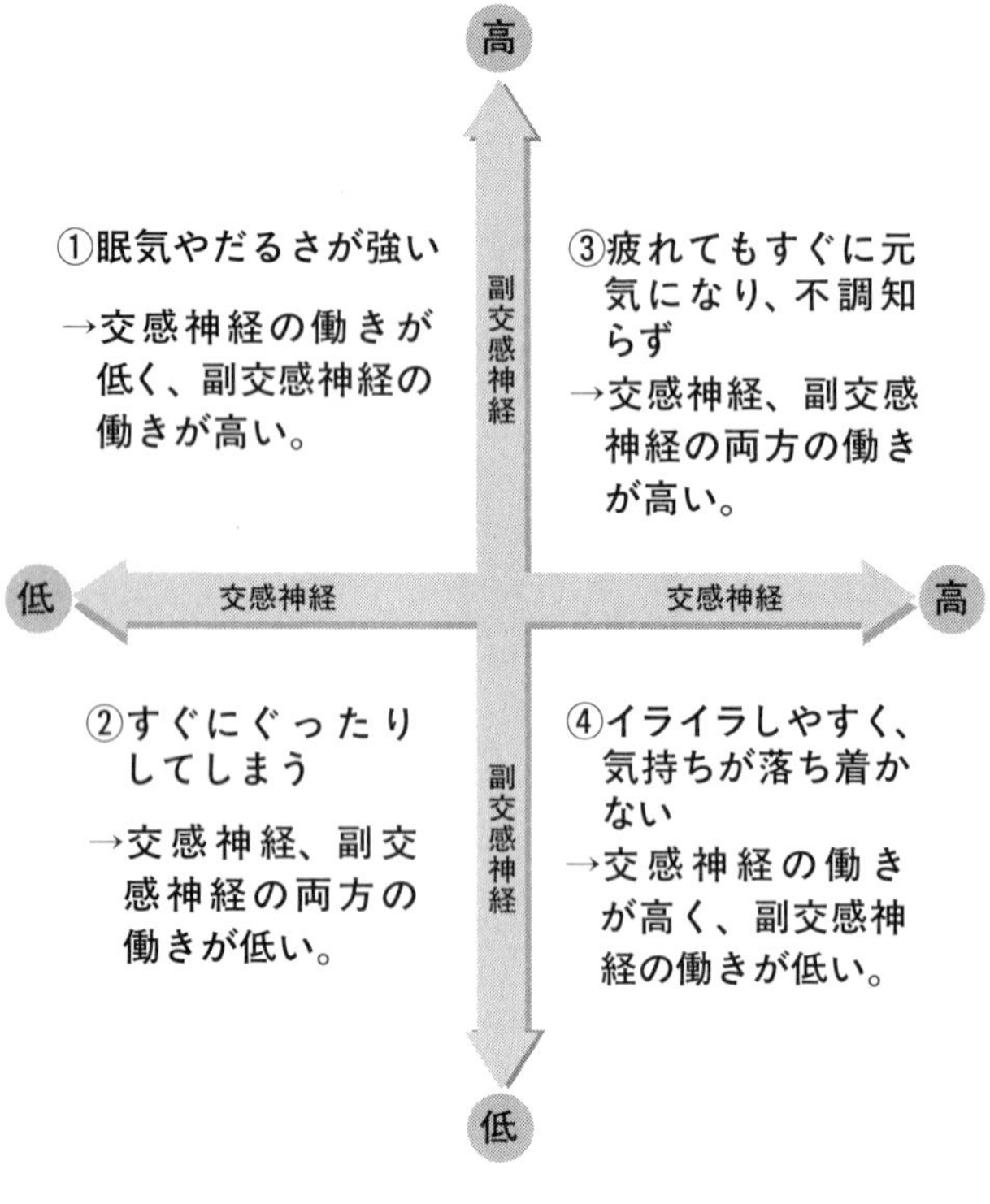
高
副交感神経
低
①眠気やだるさが強い
→交感神経の働きが低く、副交感神経の働きが高い。
③疲れてもすぐに元気になり、不調知らず
→交感神経、副交感神経の両方の働きが高い。
低
交感神経
交感神経
高
②すぐにぐったりしてしまう
→交感神経、副交感神経の両方の働きが低い。
④イライラしやすく、気持ちが落ち着かない
→交感神経の働きが高く、副交感神経の働きが低い。
副交感神経
低

②は、両方の働きが低下している状態です。自律神経が有効に働いておらず、何かに取り組んでもすぐにぐったりとしてしまいます。

③は、両方の働きが高まっている状態です。どちらも働くべきタイミングで優位になる、心身ともにトラブル知らずな状態と言えます。

④は、交感神経が過剰になっている状態です。イライラしやすいうえに、つねに気持ちがそわそわして落ち着きません。また、動悸や不眠などの症状にも悩まされやすくなります。

健康の秘訣はニュートラルであり続けること

ストレスの多い現代人にとって、圧倒的に多いのは④の「交感神経の働きが高く、副交感神経の働きが低い」タイプです。交感神経の働きが高い状態が続くと、心身をゆったりと休ませられないため、怒りっぽくなったり、物事に過度に反応したりしがちになります。

それだけでなく、肩こりを伴う頭痛や手足の冷え、不眠、高血圧、動悸などの身体的な症状や、憂うつな気分から抜け出せない、無気力状態になるといった精神的な症状が出ることもあります。

これはストレスの長期化により、ノルアドレナリンやセロトニンなどの神経伝達物質の分泌が減少することが影響しています。ノルアドレナリンにはやる気を起こす働きがあるほか、セロトニンは自律神経のバランスを取る働きがあるため、これらの分泌量が減少することで、結果として心身の不調に繋がります。

このようなケースでは副交感神経の働きを高めることが重要ですが、副交感神経を優位にし続けると、今度は①のような状態に陥り、別の不調を感じやすくなります。副交感神経が過剰な状態が続くと、だるさや眠気、低血圧、やる気が出ない、頭がぼんやりとするなどの症状が発生しやすくなるためです。

また、副交感神経は免疫力を高める働きがあるため、優位になり過ぎるとアレルギー症状が悪化することもあります。たとえば、夜型の生活や、自宅に引きこもった刺激の少ない生活を続けていると、交感神経の働きが悪くなり、副交感神経が優位な状態が続いてしまいます。つまり、どちらかの働きだけを高めるのではなく、**1日における交感神経と副交感神経のバランスを整えること**が重要ということです。

ただ、自律神経は自分の意思で切り替えられないため、「どうやってベストな状態を保てばよいのだろう?」と感じますよね。私のおすすめは、交感神経優位でも、副交感神経優位でもない、**「中庸《ちゅうよう》(ニュートラルな状態)」**を保つことです。

東洋医学には「虚証《きょしょう》」と「実証《じっしょう》」という考え方があり、その中間である中庸がベストな状態と言われています。虚証とは体力がなく、やる気が起きづらい、まさに副交感神経優位な状態です。一方で実証は、体力があり活発な、交感神経優位の状態を指しています。

そして、その中間である中庸こそが、**すべてのバランスが取れた健康な状態**です。現在の自律神経の状態を把握し、中庸に近づけるための行動を取ることが、不調解消への近道と言えます。

過剰に働いている神経に気づく方法

自律神経が今どのような状態か予測することは難しいかもしれませんが、慣れてくるとスムーズに対応できるようになります。

たとえば、強い不安感がある、動悸がする、便秘が続いているなどの症状が出ているときは、交感神経が過剰になっている可能性が高いと考えられます。このような場合は、温かい飲み物を飲んで気持ちを落ち着かせたり、ぬるめのお風呂にゆっくりと浸かったりすると、副交感神経の働きを高め、中庸に近づけられます。

もちろん、次章で詳しくご紹介する0・75倍速行動を意識して生活に取り入れることも、交感神経が優位になっているときに取り入れたい方法の1つです。

反対に、つねに眠気が取れない、身体がだるいといった症状がある場合は、副交感神経が過剰になっている可能性があります。その際は、コーヒーなどのカフェインの入った飲み物を飲んだり、少し息が上がるような運動をしたりすると、交感神経の働きが高まり、中庸に近づけられます。

ストレスの多い現代社会において、つねに自律神経をよいバランスで維持することは非常に難しいものです。私自身も、寝不足や仕事の疲れなどにより交感神経優位になってしまうことが多いものの、いつも中庸を意識することでベストな状態を保てるよう心がけています。

まずは日々の体調に目を向け、「**この症状が出ているのは、どちらの神経が過剰になっているからなのだろう?**」と考える時間を設けてみることから始めてみてください。

「やめること」が不調から抜け出す第一歩

自律神経の乱れによる不調から抜け出すためには、中庸を意識することや、倍速行動をやめるほかにも、絶対に欠かせないことがあります。それは、**生活習慣の見直し**です。

自律神経は、起床時間や食事、睡眠などの生活習慣と深くかかわっています。そのため、生活習慣を正さないまま自律神経のバランスを整えることは、非常に難しいと言えます。もちろん中庸を意識することも大切ですが、生活を見直さないであれこれ考えても、なかなか不調から脱することはできません。

生活習慣の見直しと聞くと、朝6時に起きてジョギングをするなど、生活をガラッと変える必要があるように感じるかもしれません。しかし、今までの生活をほんの少し変えるだけでも、自律神経の乱れを改善できることがあります。

その代表例が、とくに自律神経を不安定にする「3つのNG習慣」である、**不規則な生活・運動不足・身体の冷え**です。

この3つの習慣をやめることが、不調から抜け出す第一歩となります。

3つのNG習慣——その1「不規則な生活」

まず**「不規則な生活」**ですが、これは睡眠時間が日によってバラバラである、食事を抜くことが多いといった、**生活のリズムが整っていない状態**を指します。

自律神経と体内時計は密接に関係しています。私たちの体内時計は、地球の自転のリズムである24時間よりも1時間ほど長い約25時間周期で刻まれています。この1時間のずれは、青色波長を多く含む朝日が目に入ることでリセットされ、交感神経を活発に働かせます。しかし、不規則な生活を続けると体内時計がリセットできず、昼夜逆転の生活や睡眠障害の原因になりかねません。

もし夜型の生活が日常化している場合は、朝型に切り替えるところから始める必要があります。夜中の3時過ぎに寝て、お昼過ぎに起きるという生活をしていませんか？　どんなに寝る時間が遅くなっても、毎日同じ時間に起き、起床後はすぐにカーテンを開けて朝日を浴びましょう。

このときの重要なポイントは、**休みの日も起きる時間を変えないこと**です。たとえ毎日23時に寝たとしても、起きる時間が毎日バラバラだと、体内時計をリセットするタイミングもバラバラになってしまいます。そのため、週末に寝溜めをしたくなった場合は、なるべく就寝時間を早め、起床時間は平日のプラス1時間程度に抑えるようにしてみてください。

健康のためには欠かせない日光浴と朝食

ちなみに、体内時計をリセットするために必要な明るさは、2500ルクス以上と言われています。ルクスとは明るさを表す単位で、曇りの日は10000ルクス、雨の日で5000ルクス程度の明るさがあると言われています。

一方で、室内の照明は明るいところでも500から1000ルクス程度しかないため、照明のみで体内時計をリセットすることはできません。天気が悪い日でも、起床後はなるべくカーテンを開け、朝日を部屋に取り入れることで、交感神経の働きを活発化させましょう。

また、**決まった時間に朝食を摂ること**も自律神経に深く関係しています。体内時計には、「中枢時計」と「末梢時計」の大きく2種類があり、**中枢時計は朝日によってリセットされるのに対し、末梢時計は食事や運動などでリセット**されます。

そのため、朝食を摂らないと末梢時計がリセットされず、朝食を摂った人と比べると、交感神経や副交感神経のピークを迎える時間がずれてしまいます。

朝食におすすめなのは、ヨーグルトや納豆、バナナ、ナッツなどの、アミノ酸の一種であるトリプトファンが多く含まれる食品です。これらの食品を摂ると、入眠を促すホルモンのメラトニンがつくられやすくなり、睡眠の質の改善にも繋がります。

朝は食欲がなくて……。そう感じる人は、夕飯の時間を早めてみてください。胃のなかに食べ物が残ったまま寝ると、消化吸収にエネルギーを必要とするため、十分に身体を休めることができません。すると、睡眠の質が低下するほか、翌日に胃もたれや消化不良を感じやすくなります。

夕飯はできるだけ就寝の3時間前までに済ませ、もし夜遅くに食事をする場合は、豆腐や卵などの、脂肪分が少なく消化されやすい食材を少量摂ることが効果的です。

朝日を浴びることと、朝食を摂ることで体内時計を合わせていけば、自律神経が安定しやすくなるでしょう。

3つのNG習慣——その2「運動不足」

続く2番目のNG習慣は、**「運動不足」**です。オフィスでの仕事が中心の場合は、1日の大半を座って過ごしていることが多く、運動不足になっていることでしょう。また、休日にスマートフォンやタブレットを見ていることが多いインドアな生活も、運動不足に直結しやすくなります。

運動不足が自律神経の乱れに繋がる理由は、血流にあります。**血流の悪化は自律神経を乱す原因の1つ**であるため、身体を動かさないと血流が悪くなり、自律神経の働きが低下してしまうのです。

とくに、全身の7割ほどの筋肉が集中している脚を動かさないことによる影響は大きく、座りっぱなしの生活は血流を悪くする大きな原因になります。日中座っていることが多く、休日も身体を動かす機会が少ない場合は、血流の悪化が体調不良に結びついていると考えられます。

また、姿勢が悪いことも自律神経のバランスを乱す原因になります。姿勢が悪くなると、筋肉が過緊張状態になることで、重要な神経が通っている脊椎が圧迫されます。すると、自律神経に負担がかかり、正常な働きを邪魔します。

気持ちが落ち込むと、どうしても前屈みな姿勢になりがちですが、このような猫背の姿勢は身体にとって負担となりやすいことを覚えておいてください。

さらに、ストレスによる筋肉の緊張をそのままにしておくと、「身体が危機的な状況にある」と認識することで交感神経が優位になり、心身ともにリラックスできない状態が続きます。よって、自律神経のバランスを正常な状態に整えるためには、ストレッチや運動により筋肉の緊張をほぐすことが欠かせません。

運動不足解消のポイントは背筋と呼吸

運動と聞くと前向きな気持ちになれない人も多いかもしれませんが、**背筋を伸ばして深呼吸するだけ**でも自律神経によい影響を与えられます。これだけなら、今すぐにでも取り組めそうです。

背筋を伸ばすと、姿勢を維持するために背中や腰、お尻などの抗重力筋が働きます。すると、その働きに従って、神経伝達物質のノルアドレナリンが分泌されるため、自律神経が安定します。

そして、背筋を伸ばす動きと同じタイミングで深呼吸をすることで、副交感神経が優位になり、緊張や興奮を和らげることもできます。もし猫背がひどく息を深く吸えない場合は、バンザイをしながら深呼吸をしてみてください。呼吸がしやすいうえに、背筋も伸ばしやすくなります。

もう少し身体を動かせそうであれば、「その場で20秒スキップ」も試してみましょう。**同じ場所で20秒間スキップをするだけ**なので、誰でもかんたんに行なうことができます。スキップのようなリズム運動は、神経伝達物質のセロトニンの分泌を増やす効果があるため、まさに自律神経を整えるのにぴったりな運動と言えるでしょう。

なお、無理なく身体を動かす方法については、第5章でも詳しく紹介しますので、そちらもぜひ参考にしてください。

3つのNG習慣――その3「身体の冷え」

そして3つ目のNG行動は、**「身体の冷え」**です。ストレスなどにより交感神経優位な状態が続くと、筋肉が緊張して血行不良を起こし、身体が冷えやすくなります。また、もともと冷えに悩んでいる人の場合は、その冷えがさらなる血行不良を引き起こしている可能性もあります。

私たちの身体は、冷えを感じると交感神経が過剰に働き、全身の血管を収縮させます。それは身体から熱を逃がさないようにするためです。つねに手足が冷えてつらい人は、日常的な冷えがさらに冷えを招くという、悪循環に陥ってしまっているかもしれません。

冷え予防を行なう際は、**首・手首・足首の3つの首を温めましょう**。これらの場所には太い血管や、血行促進に効果的なツボが集中しています。そのため、温めることで全身に温かい血液を送ることができます。

夏は大丈夫だろうと思っていても、エアコンの風により身体が想像以上に冷えていることは多くあります。身体を冷えから守るために、スカーフや薄手のカーディガンを用意するとよいでしょう。

身体を冷やす生活と言えば、冷たい食べ物や飲み物の摂取にも気をつける必要があります。冷たい物ばかり摂っていると、胃腸が冷えて血液の流れが悪くなり、さらなる冷えに繋がります。温かい飲み物を飲んだり、お風呂にゆっくり浸かったりして、身体を温めるように心がけてください。

ちなみに、夜に入浴する際は、**お湯の温度を38度から40度程度に設定すること**がおすすめです。お湯の温度が高過ぎたり、長湯をし過ぎたりすると、交感神経の働きが高まり、逆効果になってしまいます。湯船に浸かる時間は10分程度にとどめ、少しぬるめのお湯でリラックスしましょう。

切っても切り離せない自律神経と腸の関係

自律神経を整えるために重要なことを、最後にもう1つだけお伝えします。それは、**腸の状態を整えること**です。腸と脳はお互いに影響を与え合っていることがわかっており、このような関係を医学では**「腸脳相関《ちょうのうそうかん》」**と呼びます。

大事な仕事の前に、突然お腹が痛くなったことはありませんか？　急なストレスにより腹痛が起きるのは、脳がストレスを感じたことで交感神経の働きが過剰になり、腸の働きが悪くなるためです。

自律神経を調整する働きを持つセロトニンの95%は、腸内でつくられています。そのうえ、副交感神経の情報を伝える役割を果たすアセチルコリンも腸内でつくられているので、腸の状態は自律神経に直結します。自律神経の乱れを抑えるためにも腸内環境は良好に保ちたいところですね。

そんな腸内環境を整えるためには、**納豆や味噌などの発酵食品はもちろん、食物繊維やオリゴ糖を多く含む食品を積極的に食べること**が効果的です。なかでも食物繊維は、腸内で善玉菌のエサとなり、腸内フローラのバランスを整えるため、腸の健康を保つには欠かせません。

積極的に摂取したい高食物繊維の食材

食物繊維は、大きく分けて「水溶性食物繊維」と「不溶性食物繊維」の2種類に分けられます。

水溶性食物繊維とは、その名のとおり水に溶けやすい食物繊維です。水分を吸収して膨らみ、腸内でゲル状になることで、腸を刺激して排便を促すことが特徴です。身近な物では、海藻類や野菜、果物に多く含まれています。

一方、不溶性食物繊維とは、水に溶けず、身体に吸収されない食物繊維です。こちらは、身体のなかを通過する際に腸を刺激することで、蠕動運動を促進します。

豆類や穀類、きのこ類に多く含まれています。

「食物繊維は穀類や野菜に多く含まれている」と聞くと、毎日の食事で十分に補えているように感じるかもしれませんが、日本人の食物繊維の摂取量はまったく足りていません。

厚生労働省が発表した「日本人の食事摂取基準（2025年版）」では、食物繊維の理想的な摂取量は成人で1日あたり25グラムとされています。しかし、2018年と2019年に実施された「国民健康・栄養調査」にもとづく日本人の食物繊維の摂取量の中央値は、成人で1日あたり13・3グラム程度と、理想の摂取量を大きく下回っていることがわかります。

じつは、この理想の摂取量は、「食物繊維を多く摂るほどに、糖尿病やがんなどの生活習慣病の発症率が低くなる」という近年の研究結果を反映した数値です。食物繊維の摂取には腸内環境の改善以上に大きなメリットがあるため、身体に不調を感じている人ほど、意識的に食物繊維の量を増やすように心がける必要があります。

あまり料理に時間をかけられない場合は、**色の濃い食材を意識的に選ぶようにし**

てください。そうすることによって、1日に摂取する食物繊維の量を無理なく増やすことができます。

たとえばパンを食べるときは、一般的な白いパンよりも、全粒粉やライ麦を使用した茶色いパンを選ぶようにしてみましょう。一般的な小麦粉100グラムに含まれる食物繊維は2・7グラムであるのに対し、全粒粉には11・2グラムも含まれており、全粒粉に置き換えるだけで効率よく食物繊維を補えます。ほかには、うどんの代わりにそば、白米の代わりに玄米を選ぶのもおすすめです。

また、手軽に食べられるバナナを朝食に取り入れる、市販のカット野菜を蒸し器で加熱することなども、食物繊維の摂取量を無理なく増やすのに役立ちます。

何を食べるべきか迷った場合は、次のページの表を参考にしてみてください。この表は、とくに食物繊維量が多い食品をまとめたものです。これらの食品を積極的に摂取することで腸内環境を整え、自律神経を安定させましょう。

ここまでお伝えしたように、自律神経のバランスを整えるためには、食事や運動

食品名	食物繊維量 (可食部100gあたり)
全粒粉	11.2g
玄米	3.0g
大豆	20.1g
ごま	10.8g
さつまいも(皮付き)	2.8g
ごぼう	5.7g
キャベツ	1.8g
切り干し大根	2.0g
しいたけ	4.9g
えのきたけ	3.9g
わかめ	3.6g
寒天	1.5g
あおのり	35.2g
ひじき	51.8g
バナナ	1.1g
りんご	1.4g
アボカド	5.6g

出典:日本食品標準成分表(八訂)増補 2023年

をはじめとした生活習慣の見直しを行なうことが欠かせません。

頭ではわかっているけど仕事や育児で忙しくて……、そんな人も多いでしょう。さらに、あれもしなければ、これもしなければと考えることは、身体がストレスを感じる原因となり、自律神経のバランスを崩してしまうことにも繋がります。

まずは、「いつも朝食を抜きがちだけれど、今朝はバナナだけでも食べてみようかな」「冷えないようになるべく温かい飲み物を飲もう」というように、少しずつ生活を変えていくことが重要です。また同時に、次の章から詳しく紹介する0・75倍速行動を取り入れることも意識してみてください。

第 3 章

日常に「0.75倍速」を取り入れる

日本人の過半数が倍速視聴常習者

近年、ＳＮＳの動画やドラマを１・５倍速や２倍速で視聴する人が多くなったということは先に述べました。ＮＴＴドコモモバイル社会研究所が２０２４年に実施した調査によれば、15歳から79歳の男女のうち54・１％が「倍速視聴をすることがある」と回答しています。

また、倍速視聴をするシーンとしては、７割を超える人が「通勤・通学・外出の移動時」を挙げており、隙間時間に効率よく動画を視聴したいと考えている人が多いことがわかります。

このような倍速視聴は、タイムパフォーマンスの向上のためには非常に有効ではあるものの、大きなデメリットも存在します。それは、交感神経の働きが過剰になり、自律神経のバランスが崩れてしまうことです。

最近の研究によれば、同じ動画を観た場合でも、**通常再生時と倍速再生時を比較**

すると、倍速再生時のほうが交感神経の働きが高まることがわかっています。その理由は、一度に入ってくる情報量の多さにより、脳がストレスを感じるためです。脳には情報を見る部位、感情をコントロールする部位など、それぞれの部位が役割分担を果たしています。そのため、情報を取り入れるスピードが速すぎると、脳の処理が追いつかなくなり、脳が疲弊してしまうのです。

また、せっかくドラマや映画を観ても、ただ眺めているだけの状態になってしまい、何の感想を持たずに視聴を終えることになりかねません。さらに、つねに早口なナレーションやセリフが耳に入ってくると、非常にせかせかとした気持ちになり、新たな倍速行動を生み出す原因にもなりそうです。

0・75倍速で動画を視聴する

もちろん、ストーリー性のある動画を0・75倍速にすると、テンポがずれて楽しめなくなってしまうため、必ずしも映画やドラマをスロー再生にする必要はありません。私がとくに0・75倍速での視聴をおすすめしたいのは、**ストレッチなどの身体を動かす動画**です。

YouTubeなどにアップされているストレッチ動画を0・75倍速にすると、筋肉の細かな動きを確認できます。今までは機械的に行なっていた動作も、「このストレッチをする際は、もっと脇腹を伸ばすことに注意を払ったほうがよいのかもしれない」といった新たな発見に繋がります。

さらに、0・75倍速で身体を動かすと、呼吸もスローペースになるため、自然と副交感神経が優位になり、気持ちを落ち着かせることもできます。

そのほか、**スポーツの実況動画を0・75倍速で視聴すること**も効果的です。たとえば、素早いボール回しが醍醐味《だいごみ》のサッカーを、あえて0・75倍速で視聴すると、「あんな角度から足を出してボールを蹴《け》っていたのか!」とか、「パスの受け手はあんなに遠くから走ってきたのか!」といったように、今まで見過ごしていたものがはっきりと見えることがあり、まるで自分がサッカー通になったような気分が味わえます。

スローテンポの音楽で散歩する

スローテンポの音楽を聴きながら散歩をすることも、日常生活に取り入れやすい0・75倍速行動の1つです。音楽のテンポは心身に影響を与えることがわかっており、速いテンポの曲を聴くと交感神経が優位な状態に、遅いテンポの曲を聴くと副交感神経が優位な状態になる傾向にあります。

運動会の定番曲である『天国と地獄』という曲を聴くと、なんだかテキパキと動かなくてはいけないような気持ちになりませんか？　反対に、落ち着いたクラシック音楽を聞くと、ゆったりとした気分になる人が多いでしょう。

このような音楽のテンポによる人体への影響について、面白い実験があるのをご存知でしょうか？　株式会社ＵＳＥＮと昭和女子大学の池上真平准教授が２０２０年に共同で実施した、「ＢＧＭのテンポがお店での購買行動に及ぼす影響」についての実験です。

この実験では、30〜50代の男女42名を、速いテンポと遅いテンポのBGMの2グループに分け、それぞれの条件下で買い物をしてもらいました。すると、速いテンポのBGMがかかっているなかで買い物をしたチームは、遅いテンポのBGMチームと比べて、購入金額と購入点数の両方を上回ったのです。

また、感情状態については、速いテンポのBGMチームのほうが「活動的快（活気がある状態）」が高いとの結果になりました。同実験の結果からも、音楽のテンポが心身に与える影響は少なくないことがわかります。

よって、散歩の際にテンポが速い曲を聴いてしまうと、せかせかとした気持ちになり、早く歩かなくてはと感じてしまいかねません。できるだけゆっくりとしたペースの曲を聴くことで気持ちに余裕ができ、歩くペースも遅くなるため、自律神経のバランスを整えやすくなります。

どのような曲を聴くべきか迷ったときは、オルゴール調の音楽を試してみるとよいでしょう。私はよく散歩中や就寝前に、『スタジオジブリの歌 オルゴール』を聴くことで、心身をリラックスさせています。ぜひ、好みのスローペースの曲を探してみてください。

りんごの皮はちぎれないようにむく

0・75倍速行動は、日常的に行なう食事の支度でも取り入れることができます。たとえば、りんごや梨などの丸い果物を食べる際は、**皮がちぎれないようにいつもより慎重に包丁を動かしてみましょう**。

普段は6等分にしてから皮をむくことが多いかもしれませんが、丸い形のまま皮むきをしてみてください。ちぎれないようにするためには、手元に注意を払い続ける必要があるため、余計なことを考える暇がありません。第1章で紹介した脳疲労に効く「身体を動かすToDoリスト」に、果物の皮むきを加えるのもいいですね。

皮むきに限らず、食事の準備をすることは、心の余裕を生むことにも繋がります。たとえば、時間がないからと焦って食事の支度をすると、食べている間もなんとなく落ち着かない気持ちになりませんか？　そんな状態で食事をすると、しっかり味

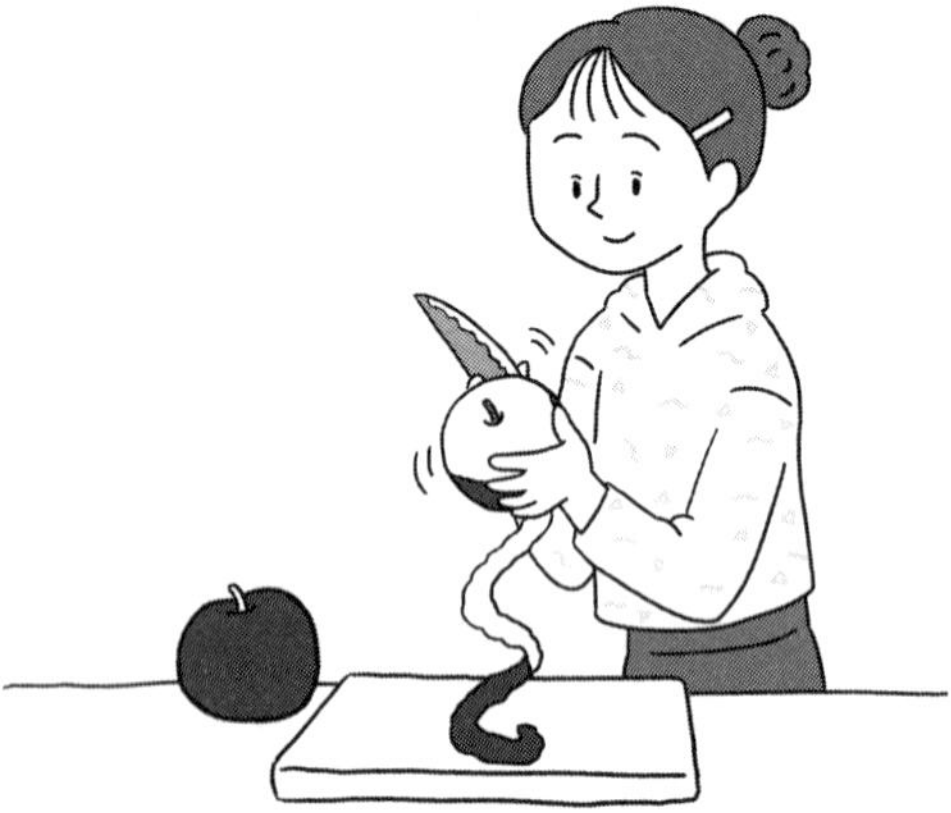

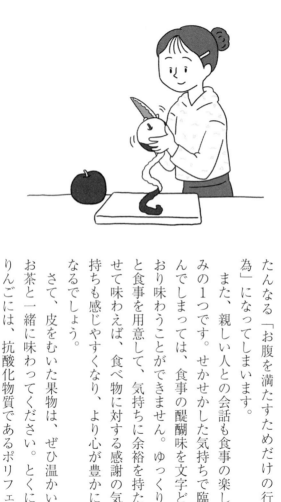

わうことができません。すると、食事がたんなる「お腹を満たすためだけの行為」になってしまいます。
　また、親しい人との会話も食事の楽しみの1つです。せかせかした気持ちで臨んでしまっては、食事の醍醐味を文字どおり味わうことができません。ゆっくりと食事を用意して、気持ちに余裕を持たせて味わえば、食べ物に対する感謝の気持ちも感じやすくなり、より心が豊かになるでしょう。
　さて、皮をむいた果物は、ぜひ温かいお茶と一緒に味わってください。とくにりんごには、抗酸化物質であるポリフェノールが豊富なだけでなく、私たちの身体に欠かせないビタミンCやミネラル、食物繊維もたくさん含まれています。健康維持のためにも、日々の食事に0・75倍速で皮をむいたりんごを足してみましょう。

白米を玄米に替える

白米を玄米に替えるのは、早食いをしてしまうことが多い人にとくにおすすめの0・75倍速行動です。玄米は白米よりも硬く、よく噛んで食べる必要があります。そのため玄米を日々の食事に取り入れるだけで、自然と噛む回数や食事にかける時間が増え、結果として早食いを抑えることになります。

「玄米は健康によい」と広く知られているとおり、白米よりも栄養価が高く、摂取するメリットが非常に多い食品です。玄米には、自律神経の働きを助けるマグネシウム、ビタミンB_1やB_2、そしてB_6などが白米よりも非常に多く含まれています。

さらに、食物繊維の量も豊富で、なんと白米のおよそ6倍（とくに不溶性食物繊維）

も含まれています。第2章でも述べたとおり、不溶性食物繊維は便の量を増やすことにより便通を促したり、腸内環境を整えたりする働きがあります。

ゆっくりと噛んで白米とは異なる食感を楽しめば、副交感神経の働きが優位になるだけでなく、腸内環境の改善も期待できるでしょう。

ただし、玄米は胃腸の負担になりやすいので注意が必要です。玄米は白米と比べて食物繊維が豊富に含まれているため、消化に時間がかかります。とくに胃の機能が低下している人や子どもが食べると、胃痛などの症状が発生するケースも見られます。

胃腸が弱いときに玄米を食べる場合は、水分を少し多くして柔らかく炊くことや、白米を食べるときよりもしっかりと噛んでから飲み込むことが重要です。もし噛むことに自信がない場合や、子ども・高齢者が食べるときには、発芽米や5分づき米などのちょっと精白したお米にすると安心です。

食事中に箸を置いて食レポする

玄米のように噛みごたえのある食品を増やしても、どうしても早食いを止められないこともあるでしょう。ゆっくり食べようとは思っていても、早食いが習慣化している場合は改善が難しいものです。

しかし、早食いは身体にとってよくありません。とくに夜遅い時間に早食いをすると、消化不良の食べ物が胃に残ったまま就寝することになるため、胃もたれの原因になりがちです。

そうした、早食いを止められない人に私がおすすめしているのは、**食事中に箸を置くこと**です。自分の食事の様子を想像してみてください。まだ噛み終わっていないのに、次の食べ物を口に入れてしまっていませんか？

利き手に箸を持ったままだと、無意識に次の食べ物を掴んでしまいがちです。しかし、食べ物を口に入れた後に一旦箸を置けば、次の食べ物を食べるためには、あらためて箸を持つ必要があるため、早食いを防止できます。

料理をしっかり味わうためにも、口に食べ物を入れたら一旦箸を置き、よく噛んで飲み込んだ後に、また箸を持つようにしましょう。

もしどうしても食事に集中できない場合は、**自分が今食べているものについてじっくりと考えてみること**もおすすめです。たとえばサラダを食べているのであれば、「とても赤くておいしそうなトマトだな」「このインゲンはすごくシャキシャキとしていて、歯ごたえがいいな」といったように、食材の色や食感を頭のなかで実況してみましょう。いわゆる「食レポ」です。

「このさつまいもはすごく甘いな。なんという品種なのだろう」など産地や品種などにも意識を向けると、さらに時間を稼げるので効果的です。

このような食事法は、意識的に目の前の食事に集中する**「マインドフルネス・イーティング」**と呼ばれるものです。現在に意識の焦点を合わせることで、落ち着かない気持ちを鎮め、心身を緊張から解放する効果があります。

それだけでなく、ゆっくりと何度も咀嚼《そしゃく》することになるため、胃腸への負担を少なくするほか、血糖値の急上昇の防止も期待できます。

最近は、スマートフォンで動画やＳＮＳを見ながら食事をする人も多いようです。また、時間がもったいないからと、書類を片手に食事を済ませる人もいます。

本来食事は副交感神経を優位にしますが、そうした何かをしながら食事をする「ながら食べ」は、食事中も交感神経が刺激され続け、消化吸収を妨げてしまううえに、自律神経のバランスを乱す原因にもなります。まずは１日１食でも早食いや「ながら食べ」を止め、自律神経を休ませてあげましょう。

急行は見送って各駅停車に乗る

電車に乗るとき、できるだけ目的地に早く着きたいからと、各駅停車ではなく急行を選びがちではありませんか？　仕事が忙しい平日はやむを得ないですが、休日に外出する際は**あえて急行を見送り、各駅停車に乗ってみましょう**。

急行は景色を見る余裕もなく目的地に着いてしまいますが、各駅停車であればスピードがゆっくりである分、周囲を見渡す余裕が出てきます。すると、急行に乗っていたときには気がつかなかった場所が目に入ってくるなど、速度が変わることで新たな発見ができるかもしれません。

私自身も、各駅停車に乗ると「あそこに新しく病院ができたんだ」「この地域は学校が多いんだな」などと、毎回気づきを得ていると感じています。

小さな子どもが電車に乗っているときに、身体ごと窓のほうに向けて「あの電車かっこいいね！」「〇〇の看板があったよ」と、楽しそうに話している様子を目にしたことがある人は多いでしょう。電車に乗っている間だけでも仕事や育児の悩みを忘れ、子どものように景色に夢中になれば、心身の疲れを癒《いや》す効果も期待できます。

さらに、せっかく各駅停車に乗ったのであれば、スマートフォンは鞄に入れ、触らないように心がけましょう。用もないのに気がつくと触ってしまうのは、スマホ依存症になりかけている証拠です。

また、スマートフォンを長時間見続けると、どうしても猫背になり、俯《うつむ》きがちな姿勢になります。すると、肩や首などの筋肉が緊張し、その緊張によって筋肉がこり固まることで、交感神経の働きが過剰になってしまいます。

急いで対応すべき用事がない場合は、なるべくSNSやチャットの通知をオフにして、スマートフォンを見る時間を少なくしてみてください。

ゆっくり動くものを目で追う

日本の伝統芸能の1つである能は、とてもゆっくりした動きが特徴です。スローテンポの音楽を聴くと気持ちが落ち着くように、**能のようなゆっくりした動きを観賞すること**でも副交感神経は優位になります。最近は能の体験教室なども多数開催されているため、実際に体験してみるとより落ち着いた動きを身につけやすくなるでしょう。

能はさすがにハードルが高いと感じる場合は、日常生活から少しだけ離れた場所で、かつ激しい動きが少ないことに取り組むことをおすすめします。たとえば、美術館や博物館、図書館に行くことなどが挙げられます。これらの施設は基本的に静かな環境下で芸術鑑賞や読書を楽しめるうえに、日常から切り離された空間のなかで過ごせるため、気分をリフレッシュさせるのにぴったりです。

普段はあまり興味がない内容でも、足を運んでみると意外と面白いと感じるものです。展示の内容にかかわらず、まずは**「その場所に行く」**ことから始めてみましょう。

そのほかに刺激の少ない場所と言えば、寺社も挙げられます。寺社は基本的に静かであるうえに、木々などの自然もほどよくあるため、気持ちを落ち着かせるのに最適な場所です。運動を兼ねて、自宅から少し離れた場所にある寺社を訪れてみるのも手軽な0・75倍速行動です。

書き出すことで邪念を取り払う

お寺を訪れた際は、お参りだけでなく**写経にも取り組んでみる**ことをおすすめします。写経には怒りや妬《ねた》みなどの邪念を取り払い、気持ちを安定させる効果があると言われています。お寺に行かなくても、写経が体験できる本が市販されていますので、まずはそれから始めてみてもよいでしょう。

写経が雑念を取り払うことに効果的な理由は、手を動かして何かを書くことには気持ちを落ち着かせる働きがあるからだと考えられます。たとえば、近年注目を集めている「ジャーナリング」は、別名**「書く瞑想」**とも呼ばれ、**血圧の低下や記憶力の向上などの効果が期待できる**ことがわかっています。

ちなみに、ジャーナリングのやり方は、ただ頭に浮かんだことをありのまま書き出すだけです。取り組む時間はとくに決まっていませんが、5分や10分くらいの短い時間内に書き切ります。

このような「書き出す」という行為は、**頭の中を整理して、自分を客観視することにも**繋がります。たとえば、悩みが数え切れないほどあると思っていたのに、書き出してみたらどれも同じようなことで、本当に解決すべき悩みはほとんどなかったといったケースもあります。つまり、漠然とした不安を悩みと錯覚し、それに囚われていただけということです。

「書き出す＝可視化」することで物事と冷静に向き合えば、大体のことは解決できるでしょう。自分の気持ちを整理するためにも、「書き出す」という行為を日常生活に取り入れてみてください。

コーヒーを淹れるならハンドドリップで

普段は忙しくてインスタントコーヒーで済ませている人も、休日はぜひじっくり時間をかけ、**ハンドドリップでコーヒーを淹《い》れてみましょう**。ハンドドリップは、インスタントやコーヒーマシンと比べると時間がかかるものの、その味わいはとても深いものです。

また、ハンドドリップは、コーヒー粉に一定の湯量を注ぎ続ける必要があるため、集中力も必要です。お湯を注ぐ作業に集中できれば、写経と同様、気持ちを落ち着かせる効果が期待できます。

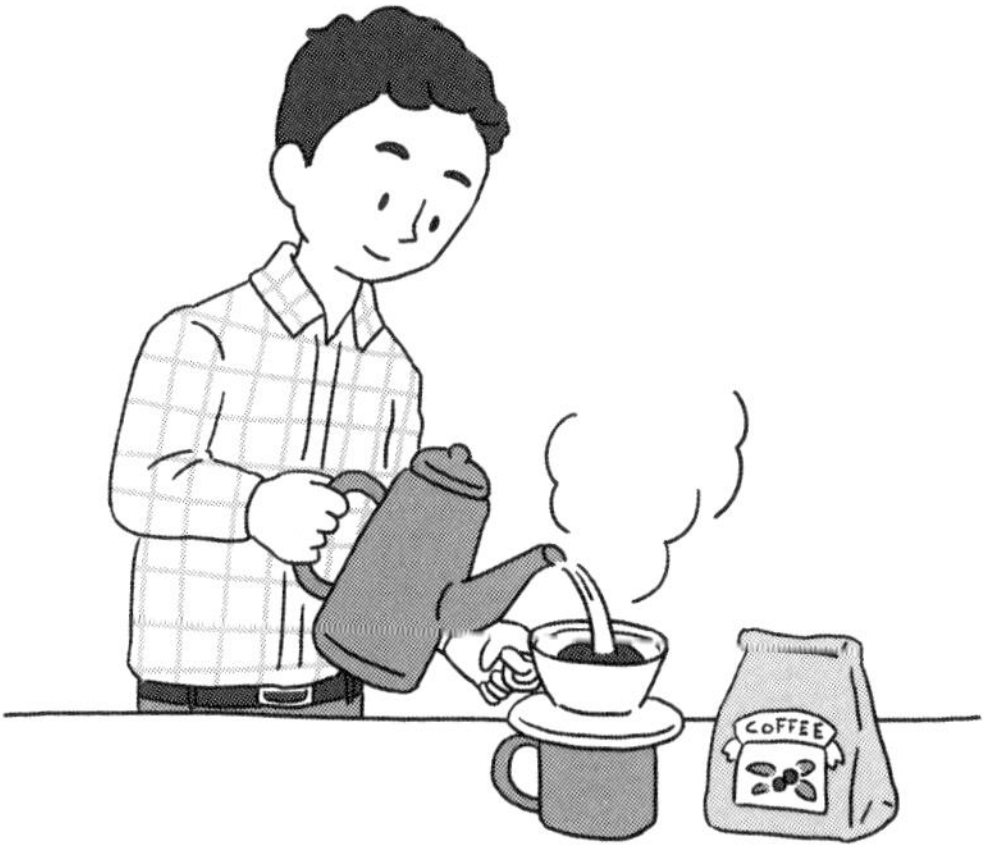

ハンドドリップでコーヒーを淹れることに慣れたら、今度はコーヒー豆を買ってきて、**豆を挽《ひ》くところから取り組んでみる**のもおすすめです。豆から挽くとより一層香りが立ち、部屋中に広がります。ドリップサーバーにコーヒーが落ちる音や、湯気から伝わる温かさと合わさって五感が刺激され、心身がリラックスしていきます。

杏林大学の古賀良彦名誉教授の研究によれば、コーヒーのよい香りは、リラックス効果のある「α波」という脳波や、集中した際に出現する「P300」という脳波を発生させるようです。また、コーヒーの香りが持つ効果は、使用する豆の種類によって次のように変化することも、実験によりわかっています。

●グアテマラ、ブルーマウンテン：香りをかぐだけでα波が多く出現する。

●マンデリン、ハワイ・コナ、ブルーマウンテン：香りをかぐだけでP300が多く出現する。

集中したい場面やリラックスしたい場面など、機能別のシーンで豆を使い分けてみても面白いかもしれません。

時間の流れに身を任せられる趣味を持つ

普段忙しい生活を送っている人ほど、**ゆっくりと時間が流れる趣味に取り組んでみる**ことをおすすめします。たとえば、釣りやキャンプなど、人間古来の原始的な生活に通じるものです。自然のなかでぼんやりと過ごせば、日常の雑事を忘れて頭のなかを空っぽにすることができます。

キャンプでぜひ試してほしいのが、焚き火の火を眺めることです。炎の波形には、**「1／fゆらぎ」**と呼ばれる、光や音、振動などに含まれる特別なリズムがあります。

そして、この1／fゆらぎに触れると、リラックスしていることを示すα波が脳に多く出現する傾向があります。

焚き火を見ると「なんとなく落ち着く」と言う人が多いのは、この1／fゆらぎの効果でしょう。キャンプに行けない場合は、市販のキャンドルを燃やすだけでも1／fゆらぎに触れることができます。最近はさまざまな香りのキャンドルも販売されているため、好みの香りをかげばよりリラックス効果が高まります。

日常に森林浴の時間をつくる

そのほか、ゆっくりと時間が流れる趣味と言えば、登山もおすすめです。登っているときはつらくても、頂上に着いた瞬間にそんなことは吹き飛び、心も身体もスッキリした経験はありませんか？　これは、**一歩一歩じっくり時間をかけて進み、苦労の末に目的地に着いた達成感**による効果だと思われます。

同じ頂上でも、ロープウェーで5分足らずで辿り着いてしまったら、こうした感動は生まれないはずです。登山は目的を達成することではなく、その過程に意味がある行為であり、0・75倍速の本質を体現していると言えます。

こうした、キャンプや登山のように、自然のなかで身体をリフレッシュさせる方法は「森林浴」と呼ばれ、その効果は科学的にも証明されています。具体的には、交感神経活動の低下や、脈拍数の低下、ストレスホルモンの一種であるコルチゾール濃度の低下などが挙げられます。

さまざまな事情でキャンプや登山に対するハードルが高い場合は、自宅近くの公園や雑木林、河川敷など緑が多い場所を散策することでも同様の効果が期待できます。

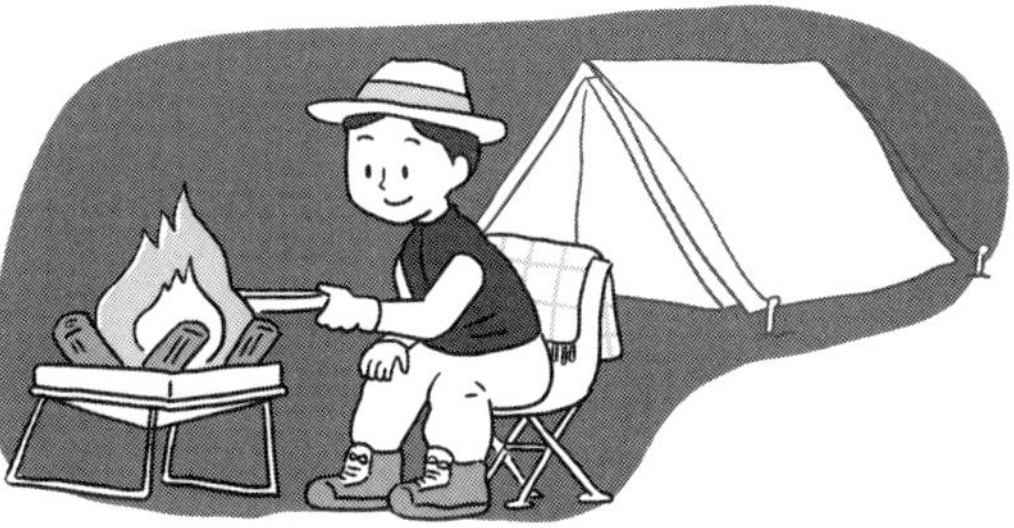

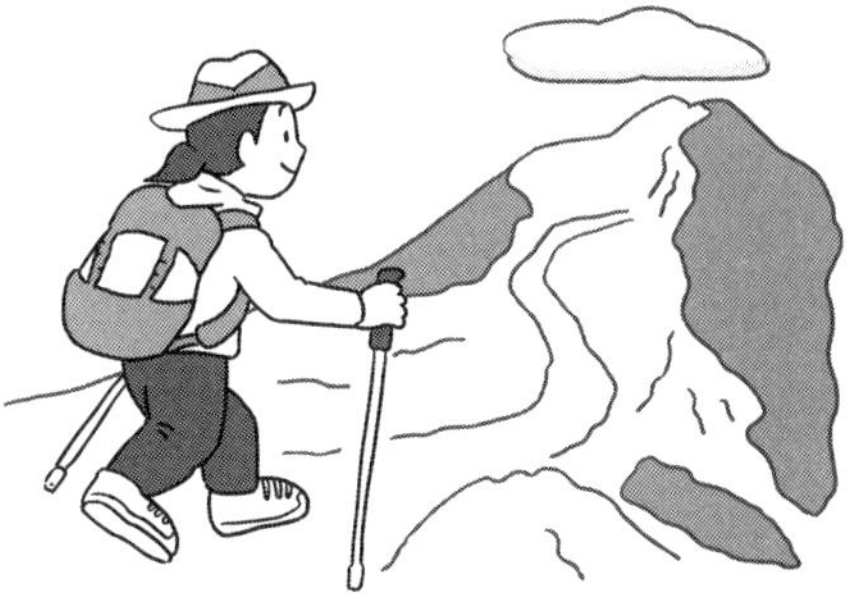

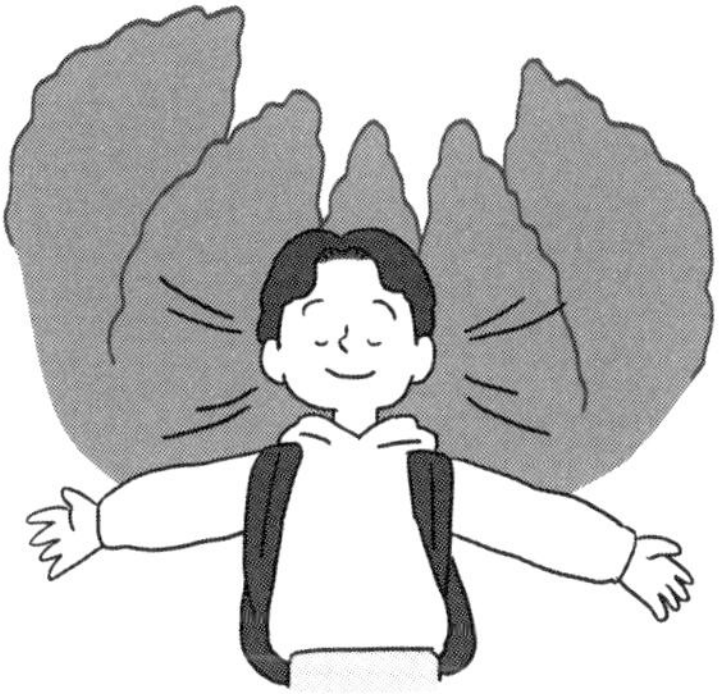

美しい所作を心がける

美しい所作を心がけることも、日常生活に0・75倍速を取り入れる第一歩です。たとえば、**「音を出さない」**ことがそれに当たります。ガシャンと物を乱暴に置いたときと、音が立たないようにそっと置いたときの心理状況を想像してみてください。乱暴に置いたときのほうが、気持ちが苛立っていたり、焦ったりしていませんか?

行動は心理状態に直結するため、落ち着きのない行動ばかりしていると、気持ちもソワソワしてしまいます。落ち着いた行動をすると、行動に伴い発生する音も比例して静かになるものです。つまり、**音は行動のバロメーターになる**と言えます。

まずは、大きな音を出さないようにして日常生活を過ごしてみましょう。バタンと大きな音を立ててドアを閉めない、ドタバタ足音を立てないように歩く、といったことを心がけていると自然と動作がゆっくりになるものです。

自分はあまり気にならないと思っていても、大きな音は周囲の人を不快にさせている場合もあると思います。家族や友人へ配慮するためにも、ゆっくりとした動きを心がけてみましょう。

美しい所作はほかにも「靴を脱ぐ際は丁寧に揃える」「お箸を静かに置く」「能のように足の裏全体を使い、地面を踏み締めるように歩く」などが挙げられます。ちょっとした行動でも意識して変えれば、気持ちに余裕が生まれてくるでしょう。

話は最後まで聞いてゆっくり答える

誰かと会話しているときに、相手の答えを遮るように話していませんか？　まだ話が終わっていないのに、その話に被せるように喋るのは、交感神経の働きが過剰になっているときによく見られる行動です。つまり、せっかちな人ですね。

会話を遮ると、相手に「この人はせかせかとした人だなあ」という悪い印象を与えるほか、人によっては嫌な気分になります。

また、相手の会話を遮る人には早口が多いと感じます。それを聞いている相手からすれば、動画の倍速視聴のようにソワソワと落ち着かない気持ちになり、自律神経を乱す原因になりかねません。

さらに、早口で喋ると余計なことを言ってしまったり、相手を傷つけるようなことを口にしてしまったりするリスクもあります。いわゆる口をすべらせたという状態です。経験がある人も多いでしょう。人間関係のリスクヘッジのためにも、せっかちで早口な会話は控えるべきです。

コツは、**相手の話をすべて聞いてから一呼吸置き、少し考えてから自分の意見を述べること**です。行動に優先順位をつけると落ち着いて取り組めるように、今言うべきことと言わなくてもよいことを判断し、話す優先順位を決めてから意見を述べるようにすると、自然と0・75倍速の話し方になります。

場合によっては意見を述べることも不要です。私は会話をするとき、とくに求められなければ、いちいち意見を述べません。その代わりに、「そうなんですね」「なるほど」といった相槌《あいづち》を相手の話に合わせてたくさん打ちます。

このようなやり取りを続けていると、話したいことがたくさんある人ほど、「私の話をきちんと聞いてくれた」と感じて、相手の満足度が高まります。話の割合は、**相手7割、自分3割くらい**がちょうどよいと思いますし、実際そういう実験結果もあります。

とくに話している内容が共感できない場合は、答えを考えるのが苦痛に感じることもあります。ひとまず相手の話を最後まで聞き、ほどよい相槌でいなすのも人間関係のストレスを減らす秘訣《ひけつ》です。

集合時間より早く到着しておく

0・75倍速行動の考え方に則ると、待ち合わせ場所へもゆっくりと到着したほうがいいのではないか、集合時間より早く行くのはせっかちではないかと思うかもしれません。しかし、それは逆です。集合時間より早く到着することは、それだけ余裕を持って行動できるということです。余裕を持った行動は、自律神経のバランスを整えるためには欠かせません。

できれば**集合時間の30分前には到着する**ようにしましょう。たとえ、何度も行ったことがある場所でも、電車の事故による遅延など、どのようなトラブルが起きるかわかりません。そんなときに、「どうしよう、間に合わない」と焦ると、交感神経の働きが優位になり、瞬く間に自律神経のバランスが崩れます。

自律神経が乱れると正常な判断ができなくなるので、さらなるトラブルを生み出す原因になりかねません。遅刻しそうなときほど反対方向の電車に乗ってしまった、忘れ物や落とし物をしてしまったということは、誰しも一度はあるのではないでしょうか？

このような焦りは、時間に余裕を持って目的地に着くように行動していれば、感じる必要がありません。多少電車が遅れても、「30分もあるんだから」と落ち着いて行動できるはずです。仮に30分以上遅刻しそうなときでも、落ち着いてさえいれば、必要箇所に連絡をするなど的確な行動ができます。

「早く着きすぎるとやることがない」と言う人もいるでしょう。しかし、30分もあれば、近くのカフェで一息つくことができます。とくに試験や重要な商談がある場合は、心を落ち着かせて臨むほうが自分の実力を最大限発揮できるはずです。

急がば回れというように、大事なときこそ0・75倍速行動を心がけてみてください。

第 4 章

心の不調は
ゆっくり時間で
解きほぐす

いつでもどこでもできる呼吸法

ゆっくりと落ち着いた行動が重要だとわかっていても、せかせかした行動が習慣化していたり、気持ちが焦っていたりすると、なかなか行動に移せないこともあるかもしれません。場所や時間を問わずに取り組めるものとしては、**「478呼吸法」**があります。やり方はシンプルで、その名のとおり**4秒息を吸った後に7秒止め、8秒かけて息を吐き切るだけ**。それを4サイクルほど繰り返します。

この478呼吸法は、深い呼吸によって心身の興奮や緊張を和らげる効果があり、身体をリラックス状態に導いてくれます。

なんとなく緊張気味のときや、倍速行動が続いていると感じた際にぜひ試してみてください。会社など人目が気になるようであれば、トイレに立ったタイミングでさっと行なうとよいでしょう。

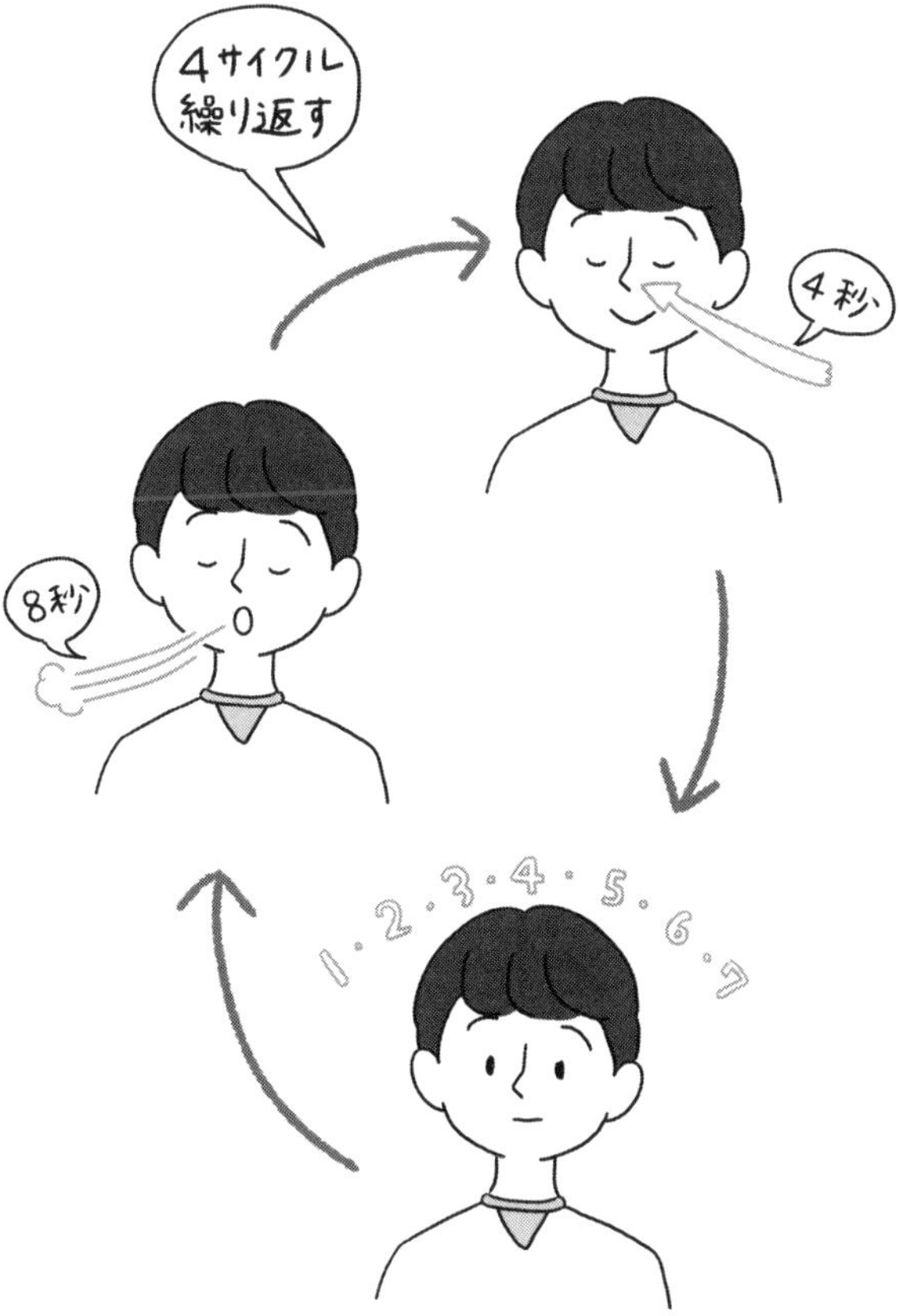
4サイクル
繰り返す
4秒
8秒
1・2・3・4・5・6・7

安定感を与えてくれるマインドフルネス瞑想

呼吸法のほかに、「瞑想」もおすすめです。近年は**マインドフルネス瞑想**が世界的に注目を集めており、アスリートや経営者のほか、研修の一環としても実施する企業も増えています。基本的なやり方は次のとおりです。

①背筋を伸ばして座り、目を閉じる。
②鼻から息を吸って口から吐く。
③頭に雑念が浮かんでも深追いせず、意識を呼吸に集中する。
④数分間②と③を継続する。

マインドフルネス瞑想の効果は科学的に証明されており、集中力や記憶力の向上のほか、うつ症状を改善するなどメンタルヘルスにもよい影響を与えることがわか

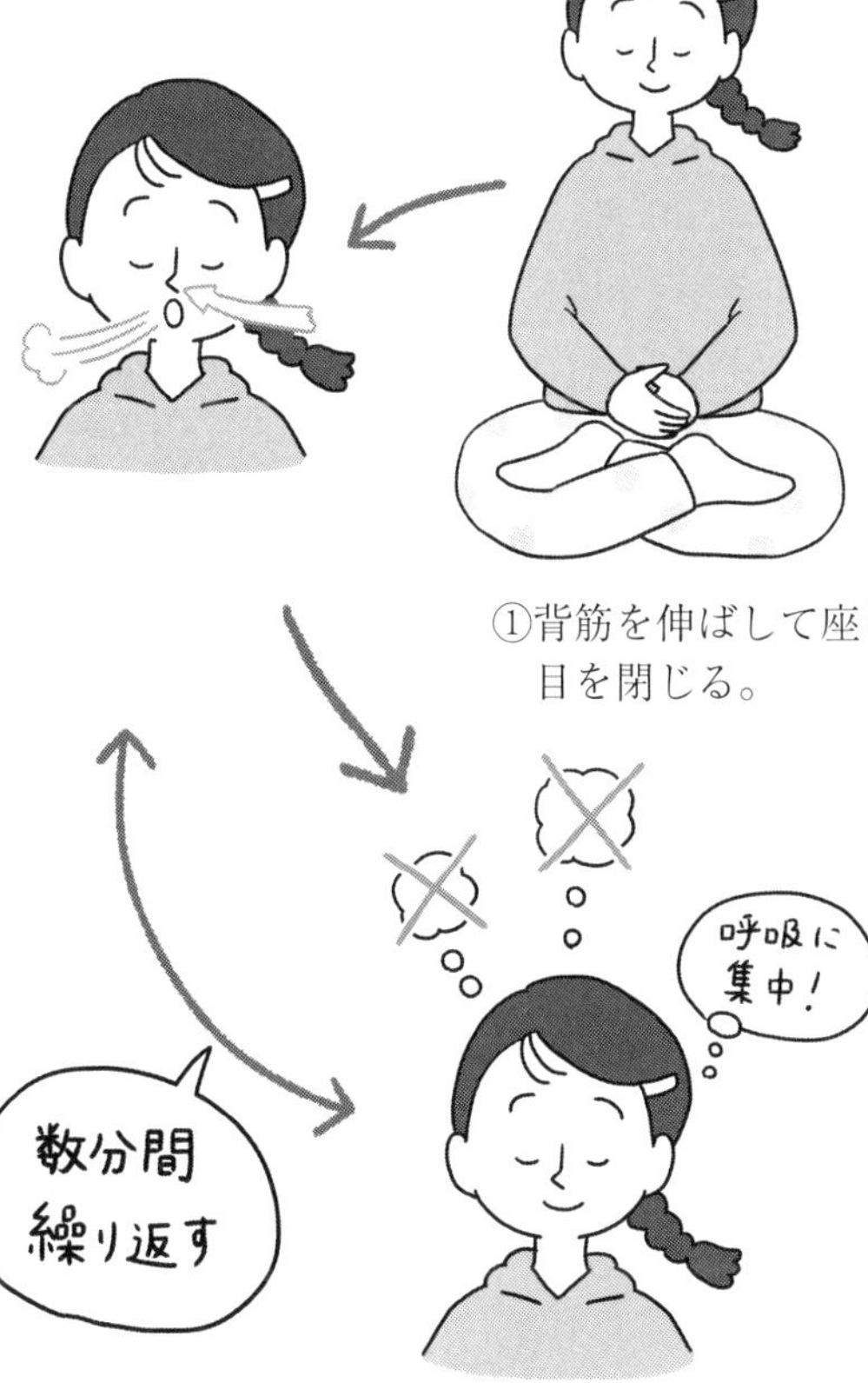

①背筋を伸ばして座り、
目を閉じる。

②鼻から息を吸って
口から吐く。

③頭に雑念が浮かんでも深追いせず、
意識を呼吸に集中する。

っています。

このような効果を得られるのは、瞑想により脳の活動が抑えられるうえに、深呼吸により副交感神経が優位になって自律神経のバランスが整うからです。1日に、5～10分行なうだけでも効果を感じられるので、取り組みやすいのではないでしょうか？

忙しいアピールは自分を失くしている証拠

「忙しい」という言葉を日常的に使っていませんか？　仕事が忙しいことはよいことかもしれませんが、それを口に出してしまうと、脳は「自分は忙しいんだ」と勝手に認識し、行動をせかせかと倍速にしてしまうでしょう。

そうすると余計に忙しくなり、まるで回転する車輪のなかを走り続けるネズミのようになってしまいかねません。それは人間らしさとはかけ離れた状態です。

「忙」という字は、「心」と「亡」という字で構成されていますよね。つまり、**忙**

しいとは自分の心を失っている（見失っている）状態と言えます。忙しいとメンタル不調に陥るのは、やらなければと焦るほど心に余裕がなくなり、日常生活もおろそかになり、「心ここに在らず」な状態になるからだと私は思います。

このような状態から脱するには、忙しいと思う代わりに「充実している」「社会に貢献している」と思うことが効果的です。これはアファメーションと呼ばれ、自分自身にポジティブな言葉を反復して唱えることで、理想の自分や目標達成した姿を思い描き、自己実現に繋げる自己暗示です。

方法はかんたんです。忙しくてつらいと感じたら、「今日も充実した1日だった」「最近は毎日が充実しているな」と、あえて声に出して言ってみます。**声に出すことで脳を錯覚させ、そのとおりに行動するよう仕向ける**のです。

私も自分を見失いそうなほど忙しいとき、「充実している」「最高だ」とポジティブな言葉を口に出すようにしています。すると、不思議と「よし、明日も頑張ろう」と気持ちが前向きになります。まさに「気は持ちよう」です。

また、口角を上げてつくり笑いをしてみるのも試す価値があります。つくり笑いをすると、やはり脳が楽しいと錯覚するため、幸せホルモンのセロトニンが分泌されます。

このように、忙しいと感じるときでも決してそれを口にせず、副交感神経が働きやすい環境を意図的につくれば、自然とせかせかした気持ちが抑えられ、精神的に余裕が出てくるものです。

そうすれば、自分が発する雰囲気も柔らかくなり、「あんなに忙しそうなのに、ニコニコ笑顔ですごい」と、周囲からの反応も変わってくるでしょう。

自分と対話する時間を確保する

1日の終わりは、多くの人にとって、ゆっくりと過ごせるまたとないチャンスです。ぜひ、自分の心と対話する時間を設けてみましょう。

具体的には、紙とペンを用意して、悩み事や困ったことを書き出します。写経をすると心が落ち着くように、**書くという行為には頭の中を整理する力**があります。1日の終わりに今日あったことを書き出すと、頭の中が整理され、たとえ悩みがあっても、その負のループから抜け出すことができるでしょう。

思っていることを書き出してストレスを減らす方法は、アメリカの社会心理学者ジェームズ・ペネベーカー氏が考案したもので、「エクスプレッシブ・ライティング」と呼ばれています。頭のなかを書き出すという点はジャーナリングと同じですが、よりネガティブな感情にフォーカスしたのが、エクスプレッシブ・ライティングです。

エクスプレッシブ・ライティングにはさまざまな効果があり、1日8～20分行なうだけでストレスが軽減されるほか、5週間続けるとワーキングメモリが向上したという報告もあります。長々と書く必要はないため、誰でも気軽に取り組めます。

それでは何を書けばいいのでしょうか？　なんでもOKです。日中に嫌なことがあったり、他人の言動にモヤモヤしたりしたのなら、それを書けばいいのです。このときに重要なのは、**自分が感じたことをありのまま書くこと**です。「こんなことを書いたらいけないのでは」とは思わずに、何が嫌だったのか、どうしたかったのかなどを正直に書いてみましょう。

そして、**書き終わった後は紙をビリビリに破き、すぐに捨てます**。この方法は、心療内科でも治療法として取り入れられており、心身の負担を軽減させる効果が期待できます。

誰かに見せるものではないので、他人のことは考えずに気楽に取り組んでみてください。そして思いっきり破り捨てましょう。それだけで心がスッキリすると思います。

嫌なこととは反対に、うれしかったことを書き出してみるのもよいでしょう。うれしかったことを書いてみると、「今日は嫌な1日だと思っていたけれど、こんなにいいことがあったんだ」と再認識でき、前向きな気持ちで眠りにつくことができます。

これも誰かに見せるものではないので、書き出すのは些細なことで十分です。たとえば、コンビニの新作スイーツを買ったらとても好みの味だった、帰りの電車で座れた、久しぶりに気持ちのいい天気だったなど、なんでも構いません。

うれしかったことは破り捨てる必要がないので、手元に紙がない場合はスマートフォンのメモアプリを使ってもよいでしょう。ただし、就寝前に液晶画面の光を見続けると睡眠の質の低下に繋がりますので、できれば手帳や専用のノート用意してください。

「やるべきことリスト」よりも「好きなことリスト」

うれしかったことを書き溜めたノートは、**「好きなことリスト」**の作成にも役立ちます。好きなことリストとは、自分が時間を忘れて熱中できることを記載したリストのことです。

これも、些細ないことで構いません。「おしゃれなカフェを見つけた」ことがうれしかったら、好きなことリストには「カフェ巡り」と書きます。漫画を読む、映

好きなことリスト

（例）
・カフェ巡り

・

・

・

・

・

・

・

・

・

・

画を観るなど、自分のテンションが上がる、幸せな気持ちになる行動を一覧にするのです。

もし、つらいことがあったときや、体調は悪くないのになぜか元気が出ないときは、この「好きなことリスト」を読んで、できれば実行します。すると脳内でドーパミンの分泌が促され、前向きな気持ちになります。

私たちの身体は、好きなことに没頭するとドーパミンと呼ばれるホルモンが分泌されて気分が向上し、やる気が出てきます。ドーパミンは自律神経とも密接にかかわっているため、自律神経のバランスが乱れてしまうと、分泌量も低下してしまいます。

よく仕事で忙しい人は「やるべきことリスト」をつくりがちですが、やるべきことにばかり追われてしまうと、自律神経がますます乱れ、ドーパミンの分泌が減り、かえってやる気が出なくなります。最悪はうつ状態になり、何もしたくなくなる場合も……。

本当に忙しいときこそ、自分は何が好きなのか、何をしているときが幸せなのか、この「好きなことリスト」で見つめ直し、メンタルを整えることが大事です。

とにかくあらゆることに感謝する

日常生活を送るうえで、他人と自分を比べて落ち込んだり、どこか満たされない気持ちになったりすることはよくあることです。とくにＳＮＳを見て、キラキラとした投稿をしている人が羨《うらや》ましくなったことがある人も多いでしょう。

情報技術の発達により、私たちの生活は非常に便利になった一方で、ＳＮＳなどで他人の生活をかんたんに覗《のぞ》き見できるようになったことは、「過剰な欲」、言い換えれば「ないものねだり」を生み出すきっかけになったように感じます。

このような過剰な欲に惑わされないようにするには、他人ばかりを見るのではなく、現在の自分の生活に目を向けることが重要だと私は考えています。

「年収８００万円以上の人が必ずしも幸せとは限らない」というデータが報告され

ているように、欲を満たすことが必ずしも幸福に結びつくとは限りません。欲を追い求め続けると、いつも満たされない気持ちがなくならず、つい倍速行動をして自律神経のバランスを崩したり、周囲の人へ配慮をする余裕がなくなって人が離れてしまったりするなど、悪循環に陥る可能性もあります。

まずは、**自分が当たり前の日々を過ごすことができていることに感謝してみましょう**。世界に目を向ければ、今も戦争や災害で苦しんでいる人々がたくさんいます。毎日を平穏に過ごせることや、安心して食べ物を口にできることは、そうした人たちにとっては当たり前のことではありません。

もちろん、大袈裟《おおげさ》なことをする必要はありません。食事のときに「今日もおいしいご飯が食べられてありがたい」と思いながら、いただきますと手を合わせるだけで十分です。

日頃から自分の身の回りで起きていることに感謝の気持ちを持つようにすれば、過剰な欲、つまり他人の幸せを妬むことが、いかにくだらないことかに気づくはずです。

自分も相手も気分がよくなる「感謝アラーム」

さらに、私のとっておきのコツを教えましょう。それは**「感謝アラーム」**をセットすることです。感謝アラームとは、毎日一定の時間になると、通知音とともに「感謝」の言葉がスマートフォンの画面に表示されるというものです。スマートフォンのアラーム機能を使うだけでかんたんに設定できます。

私は毎日、院内ミーティングの前に感謝アラームが鳴るようにセットしています。そして、このアラームが鳴ったら、どんなに忙しいときでも作業の手を止め、「スタッフに感謝」と10回心の中で唱えます。感謝の言葉を唱えてからミーティングをすると、たとえトラブルがあっても、スタッフと建設的な意見を交わせるように感じています。

ちなみにミーティングでは、自身の感情は持ち込まずに事実だけを伝えたうえで、最後は必ずスタッフの行動を褒めるようにしています。するとよい雰囲気でミーテイングを終えられます。

これも、会議の前に感謝の言葉を唱えているからだと確信しています。「最近イライラしているな」と感じているときほど、家族や同僚、上司など、いつも自分を支えてくれている身近な人に感謝の気持ちを向けてみてください。

「八正道」でいまの生活を大切に感じよう

それでも、なかなか過剰な欲を捨てられない場合は、仏教の教えがあなたを助けてくれるかもしれません。

仏教には、苦しみをなくすための「八正道《はっしょうどう》」という考えがあります。この八正道とは、普段の生活で次の8つの項目を実践すると、欲に振り回されず、苦しみがなくなるという考えです。

●正見《しょうけん》：自己中心的な見方ではなく、正しい見方をすること。

●正思《しょうし》：自分本位ではなく、誰もが正しいと納得できる考え方をすること。
●正語《しょうご》：正直な言葉を使い、悪口や嘘を言わないこと。
●正業《しょうごう》：社会的に正しい行ないをすること。
●正命《しょうみょう》：世の中に貢献できるような仕事や、規則正しい生活をすること。
●正精進《しょうしょうじん》：悪いことはせず、正しい方法で努力すること。
●正念《しょうねん》：自分の心を正しく観察すること。
●正定《しょうじょう》：つねに心を落ち着けるように努めること。

この八正道の考えを実践できれば、自分を振り回していた欲から離れ、現在の生活を大切にできるようになると言われていますが、すべてを一度に実践するのは難しいでしょう。また、どこまで実践すればよいのかも判断がつかないかもしれません。

まずは、意識するところから始めましょう。そして、自分なりにできるところから実践してみます。たとえば「規則正しい生活をする」という部分は、毎朝決まった時間に起きることで実践できそうです。

「悪口や嘘を言わない」「社会的に正しい行ないをする」は、一般常識として当たり前のことですから、すぐに実践できるはずです。このように考えれば、決して難しいことではありません。

苦手なことはどんどん人に頼る

苦手なことに無理をして取り組むと、時間がかかって気ばかり焦り、イライラしやすくなります。また、ほかの作業時間が足りなくなることで、それを取り戻そうと倍速行動を生み出す原因にもなりかねません。

もちろん、苦手なことでも頑張って取り組もうという気持ち自体は悪いことではありませんが、なかなかうまくいかないとストレスを感じ、自律神経が乱れやすくなってしまいます。

いっそのこと**苦手なことは最初から諦《あきら》め、ほかの人に頼ってしまいましょう**。人には誰でも得意、不得意があり、すべてを完璧にこなせる人はほとんどいません。苦手なことは得意な人に任せ、その分自分が得意な作業に集中すれば、むしろ効率は上がるはずです。

ただ、なかには「人に頼るのはなんとなく気が引ける」と感じる人も多いでしょう。真面目で責任感の強い人ほどそう思いがちです。そういうときは、まず自分がほかの人から頼られてください。たとえば、仕事が終わらずに困っている同僚がいて、自分はその作業が得意なら率先して引き受けるのです。

こうして先に頼られておけば、自分が頼りたいときに頼みやすくなりますし、むしろ相手から「この間助けてもらったから」と手を差し伸べてくれるかもしれません。

引き受けるタイミングがなければ、頼った後にお礼をすれば十分です。その人の苦手な作業を代わったり、コーヒーを差し入れたりすれば、円滑なコミュニケーションにも繋がります。

そもそも人から頼られることは思いのほかうれしいものです。友人や同僚から何かを頼まれたとき、「ほかにも優秀な人がいるのに、わざわざ自分に声をかけてくれた」とうれしく思った経験が一度や二度あるのではないでしょうか？

人から頼られるのは、**自分が認められたということであり、その人と信頼関係が築けている証拠**でもあります。遠慮なく頼り、頼られましょう。

0・75倍速の遠回りが可能性をひらいてくれる

苦手なことはほかの人に頼ればいいとはいえ、大前提としてなんでも経験してみないと、自分の得意・不得意を把握することはできません。たとえば、トマトを一度も食べたことがないのに「トマトが嫌い」と言うのはたんなる食わず嫌いです。一度も営業をしたことがないのに、「自分は営業が向いていない」と言うのは自分の可能性を狭めることになります。

最近は寿司職人になるのでも、「10年も下積みするのは時間の無駄だ」と、Yo

uTubeの動画を参考に、見よう見まねで技術を習得しようとする人もいるそうです。たしかに一から十まで何でも経験することは時間がかかり、無駄な行為のように感じるかもしれません。あるいは失敗したくないから、一度も経験したことがないのに「自分は苦手だ」と決めつけていることもあるでしょう。

しかし、**経験や失敗を恐れていては、自分にとっての本当の向き・不向きを把握することは一生できません**。なんでもチャレンジしてみなければ、人に頼るべきところもわからないまま、ただ時間だけが過ぎていってしまいます。

タイムパフォーマンス思考が主流の時代だからこそ、0・75倍速の精神で、**一見無駄だと思うようなことにも挑戦してみてください**。

「仕事には関係ないけれど、興味本位でプログラミングを勉強してみたら、意外と楽しくてもっと学んでみたくなった」「接客業は経験がなかったけれど、友人の飲食店を手伝ってみたら混雑時の臨機応変な対応にとても感謝された」といったこともあるかもしれません。

今まで取り組む機会がなかっただけで、じつは向いていることは意外とあるものです。さらにそれが、自分の可能性を切り開くきっかけになったら？　そうした意**図的な回り道も、立派な0・75倍速行動**と言えるでしょう。

仕事が終わらないときはいさぎよく諦める

ゆったりとした生活を心がけようとしても、会社ではスピードを求められるためなかなか倍速行動を止められない。あるいは、頑張って仕事をしているのに、なかなか終わらないからゆっくりできないという人も多いでしょう。

仕事が終わらないからと、帰宅後も作業を続けてはいませんか？　夜遅くまで仕事をすると交感神経優位な状態が続くため、なかなか心身を休めることができません。とくに夜は抗ストレスホルモンのコルチゾールの分泌が低下するため、ストレス耐性が低くなり、身体へのダメージが大きくなります。

そんなときはどうすればよいのでしょうか？　答えはシンプルで、**「諦める」**のです。もちろん、仕事を放り投げろということではありません。夜遅くまで作業するのをやめ、その分、翌朝早く起きて作業を再開したほうが、よっぽど効率的であるはずです。

誰しも一度は経験があるかもしれませんが、「夜は長い。睡眠時間を削れば間に合うだろう」と考えて徹夜覚悟で取り組んだら、ついダラダラと作業してしまい、気持ちの緩みから現実逃避をしたくなり、書類の整理など今やらなくてもよいことに取り組んでしまって、結果的に作業が終わらなかったということはないでしょうか？

一言で言えば、**夜中まで仕事をするのは効率が悪い**のです。むしろ一旦諦めて、翌朝に作業をしたほうが、しっかり睡眠が取れているので脳もよく動きます。

また、出社までのタイムリミットがあるので「絶対に終わらせなければ」と覚悟が決まります。そうすると、本来の実力や集中力を発揮しやすくなるでしょう。

「諦める」は本来前向きな意味を持つ言葉

それでも、「諦めないで今夜中に終わらせてしまおう」と無益なミッションに挑み続ける人が跡を絶たないのは、「諦める」という言葉には一般的に悪いニュアンスが含まれているからでしょう。

しかし、**諦めるという言葉は、本来前向きな言葉**です。仏教の「諦観《たいかん》」を語源としており、「諦」という字は「真理」を意味しています。

つまり、文字どおりに理解すれば、諦めるとはギブアップするのではなく、「真実をありのまま観る」こと。すなわち、「もうだめだ」と思うのではなく、**「自分はこの作業を不得意とするので取り組めない」と理解したうえで、それに執着する気持ちを手放すということ**です。

そう考えると、意地で頑張り続けるよりむしろ前向きな行為だと思いませんか？なんでも頑張って完璧にこなすことは、メリットもある反面、自分を苦しめることにも繋がります。

仕事もプライベートも100％の力で取り組むのではなく、頑張ってもできないことは諦めて、心を身軽にすることもときには大切です。

自分を最優先にする時間をつくろう

できないことは諦めて、まわりの人を頼れるようになったら、次はできるだけ自分自身を最優先にする時間を設けるようにしてください。同僚や家族など周囲の人のために頑張るのは素晴らしいことですが、そのために自分自身が苦しい思いをしては意味がありません。

とはいえ、仕事や家事、育児で忙しいと、自分のことは後回しにしてしまいがちです。そんなときのコツは、**「どうしてもやらなければならない状態に身を置く」**ことです。たとえば「自分のためだけの時間」をスケジュール帳に記入し、その時間は絶対にほかの予定を入れないようにします。

具体的には「土曜日の14時から16時は自分のためだけの時間」と決めておけば、誰かに食事を誘われても、すでにスケジュールは埋まっているのですから断る理由になります。そして、その時間は思う存分自分がやりたいことだけに取り組みまし

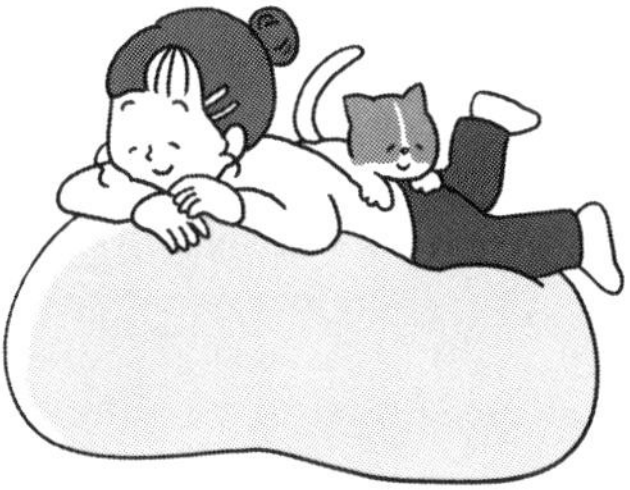

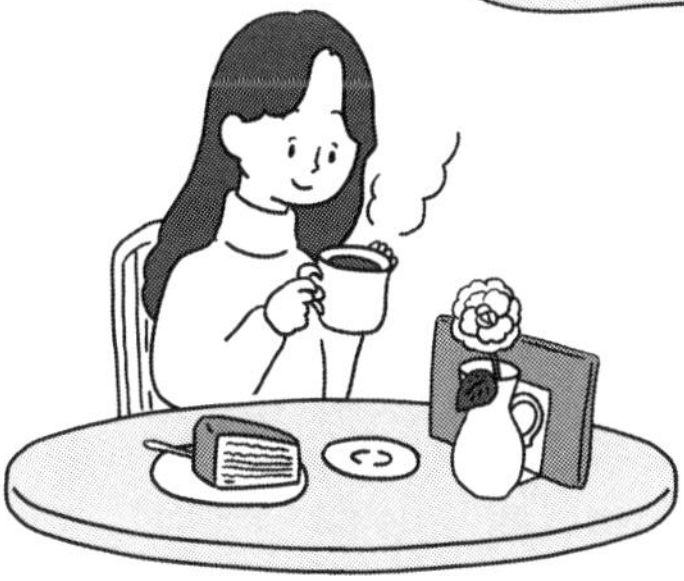

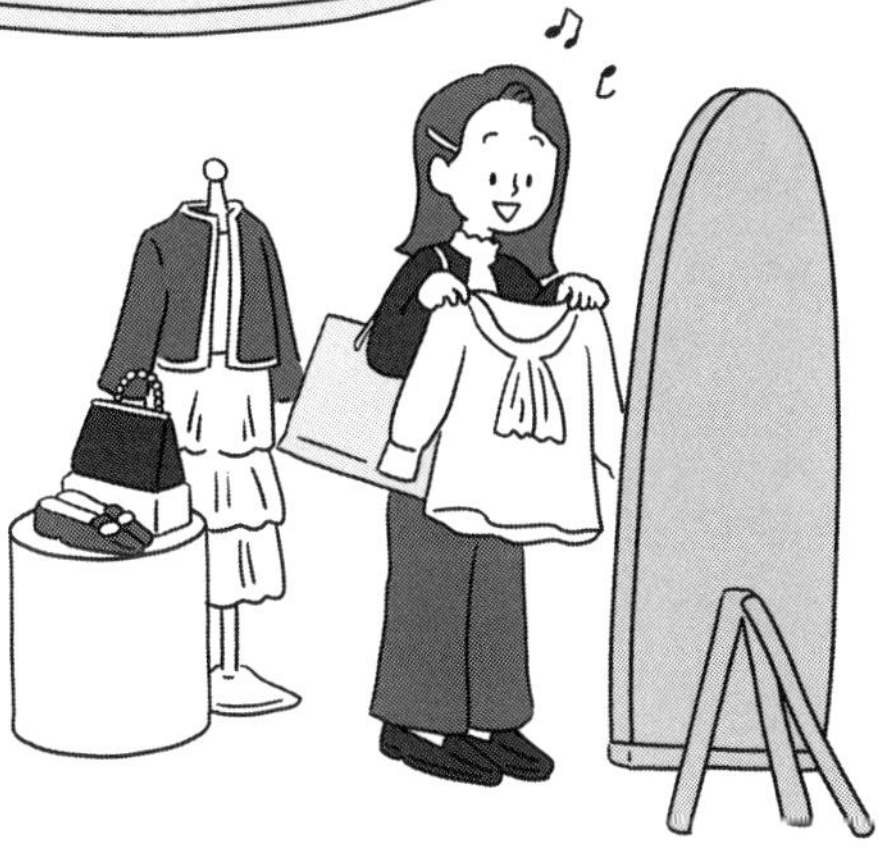

ょう。

映画を観たり、何もしないでぼんやり過ごしたりと、何をしても構いません。できれば普段は入らないようなカフェでお茶を飲む、少しだけ高級なブランドでショッピングしてみるなど、非日常的な行動をすると気分をリフレッシュさせる効果がより高まります。**やりたいことだけに取り組み、自分をよろこばせること**が重要です。

このような時間を設けるのは、週に1時間でも十分です。心身をゆったりと休める時間を持つことは、自律神経のバランスを整えるために欠かせません。その時間すら後ろめたいのであれば、先に同僚や家族にそうした時間を取ってもらうこともおすすめです。休む時間が必要なのはお互いさまです。一緒に0・75倍速行動を実践するようにしましょう。

デジタルデバイスから距離を置く

なんとなくスマートフォンを見ていたら、いつの間にか数時間が経過していたことはありませんか？　第1章でもご紹介したとおり、つねにスマートフォンの画面と睨《にら》めっこして情報を浴びるようにインプットし続けることは、脳にとって大きな負担になります。また。通知が来る度に、早く確認しなければと焦ると、自律神経のバランスの乱れに直結します。

とくに注意すべきはＳＮＳです。ＳＮＳには誹謗《ひぼう》中傷を含め、つねにさまざまな情報が掲載されているため、気持ちが落ち着かなくなる原因になります。

ＳＮＳがメンタルに与える影響は大きく、アメリカの公衆衛生政策を指揮するビベック・マーシー医務総監が２０２３年に発表した『ＳＮＳと子どものメンタルヘルス』に関する報告書には、「ソーシャルメディアを1日3時間以上利用する青年は、うつや不安などのメンタルヘルスの悪化リスクが倍増する」と記載されています。

同調査は青年を対象としているものの、大人においてもその影響が大きいことは十分に考えられます。とくに不安や恐怖心を感じやすい人は、ＳＮＳ情報の断捨離、つまり不要な情報をなるべく目に入れないように心がけてください。

デジタルデバイスへの依存度が高いと思ったら、**いさぎよく電源を切ってください**。依存症は侮れませんから、もしかしたら大事なメールが来ているかもしれないと、スマートフォンに手を伸ばし、電源を入れたい誘惑にかられるはずです。そういう場合は、物理的な距離を置くことをおすすめします。つまり、スマートフォンから離れるのです。

できればスマートフォンを家に置いたまま、近所の公園などに散歩に出掛けてみましょう。少しでも自然のなかで時間を過ごせば、川のせせらぎや木々の香り、心地よい風などで五感が刺激され、自律神経が整いやすくなります。

思い切って、少し離れた山や海などに遠出してみるのもよいでしょう。デジタルデバイスを預けて、強制的に距離を置くデジタルデトックスなるサービスもあります。

仕事などの都合でどうしてもスマートフォンの電源を切れない場合は、なるべく画面を見る時間を減らす努力が必要です。とくに夜は、自律神経を乱す原因となり、質の深い睡眠をとることが難しくなります。睡眠障害の1つである不眠や中途覚醒《かくせい》などは、夜遅くまでスマートフォンを使うことによる自律神経の乱れが原因の1つと考えられています。

最低でも、**寝る30分前にはスマートフォン画面を見るのをやめて、ゆったりと気持ちを落ち着かせるための時間を確保しましょう。**

読書は最強の0・75倍速行動

「デジタルデバイスが手元にないと、何をしていいかわからない」と言う人には、読書がおすすめです。情報を短時間に効率よく得るのは、インターネットに敵《かな》いませんが、じっくり時間をかけて文字を追うことで、より深い知識を得ることができます。

さらに、読書は知識を得られるだけでなく、ストレスを解消する効果があることをご存知でしょうか？　イギリスのサセックス大学の研究では、**6分間の読書はス**

トレスレベルを約68％低下させる効果があることがわかっています。

とはいえ、忙しくてなかなか1冊の本を最初から最後まで読み切るのは大変、そもそも何を読めばいいのかわからないと言う人もいるでしょう。そういう場合は、**なんでもいいから本棚から1冊取り出し、適当に本を開き、その開いたページを読んでみてください**。

この方法は私が普段から行なっているもので、どの本を読むか、どこから読むかなどを考えなくて済むため、脳の負担も軽いのです。まずは本を読むという習慣を身につけましょう。

せっかくだからあらためて本を購入したいというのであれば、ぜひ自分が知らないジャンルの本を選んでみてください。たとえば、宇宙や芸術、海外文化に関する本などがおすすめです。

日常から遠く離れた非日常の世界に触れると、日頃の不安や悩みを忘れてリラックスすることができます。また、ワクワクすると、不安な気持ちを引き起こすノルアドレナリンの分泌が抑えられ、結果的に不安感を減らす効果が期待できます。

そうしたワクワクする本を手元に何冊か用意しておいて、疲れたときに開いてみれば、心穏やかな時間を送ることができるでしょう。

第 5 章

ゆっくり
ストレッチで
病気を予防する

肩こり解消で自律神経の不調も改善

クリニックでほぼ毎日診療にあたっている私の経験からお話しすると、自律神経系の不調を訴える患者さんに共通している症状が1つあります。それは、首こりや肩こりです。

ほぼ例外なく、肩甲骨周辺が硬くなり、それに伴い、首や肩がこわばり、ときには激しい痛みを伴います。なぜ、自律神経の不調が首こりや肩こりに繋がるかについては、残念ながら現代の医学ではまだ解明されていません。

しかし、最近の研究によれば、**首こりを解消すると自律神経失調症の症状が治癒することがわかっています。**もしかしたら、首こりや肩こりの解消が、悩ましい不調を減らすことになるのかもしれません。

まずは肩甲骨周辺を動かすストレッチで、血行を促進しましょう。肩甲骨をよく動かすと筋肉の緊張が緩み、気持ちもリラックスして自律神経が安定します。

肩甲骨はごくかんたんなストレッチで動かせるため、休憩時間や電子レンジの温めが完了するまでの間などを使って取り組んでみてください。場所や時間を問わずにできる肩回しと、肩の上げ下げがおすすめです。

【肩回し】

①両腕を曲げて左右に張り出す。
②手は軽く握り、脇の近くに置く。
③肘先だけで円を描くように、前に5回、後ろに5回ずつ回す。

【肩の上げ下げ】

①背筋を伸ばす。
②息を吸いながら、精一杯上げられるところまで肩を上げる。
③息を吐きながら、肩を一気にストンと落とす。
④頭が前や後ろに傾かないように気をつけながら、5回ほど同じ動作を行なう。

【肩回し】

①両腕を曲げて
左右に張り出す。

②手は軽く握り、
脇の近くに置く。

③肘先だけで
円を描くように、
前に５回、
後ろに５回ずつ回す。

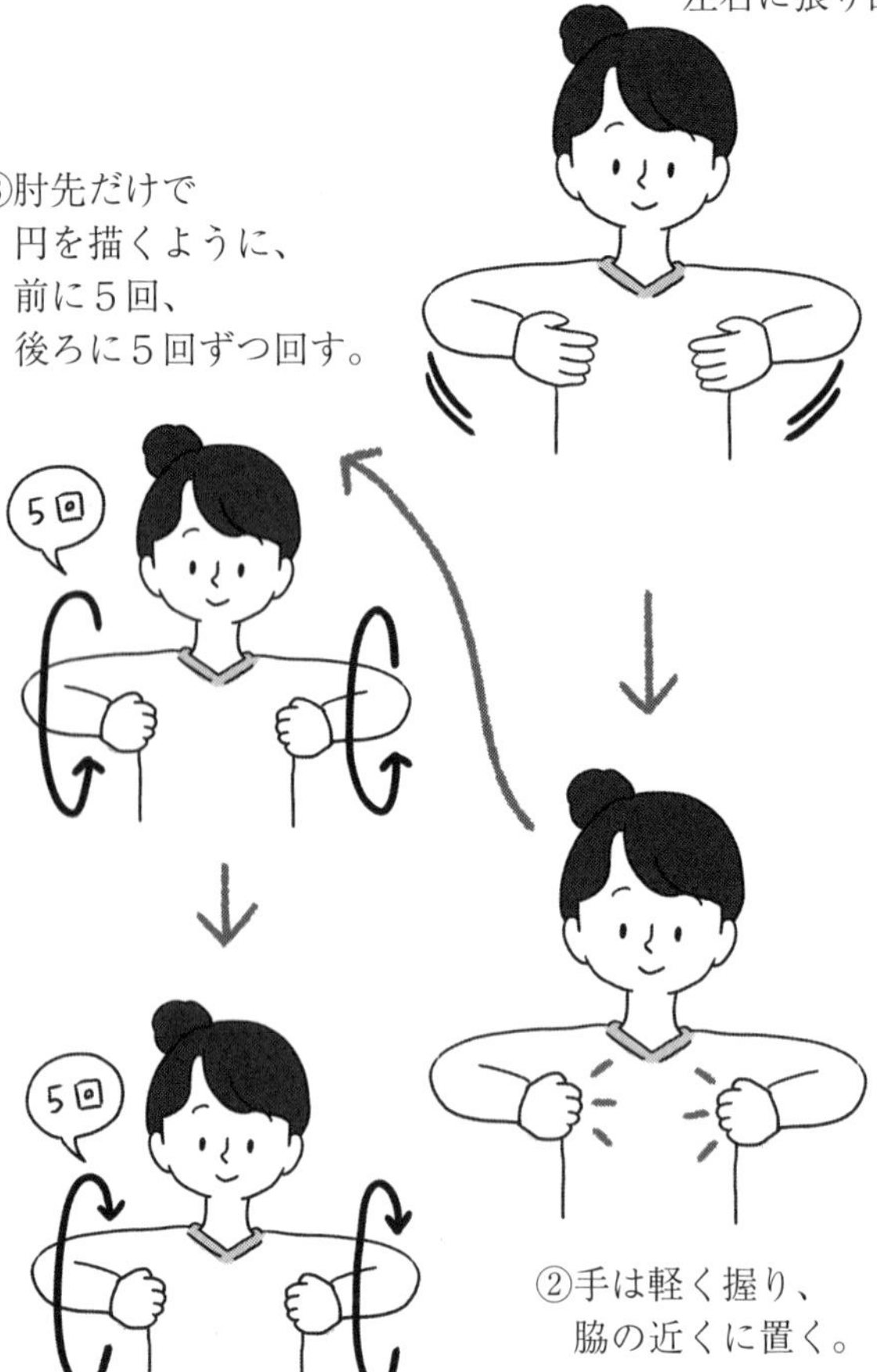

【肩の上げ下げ】

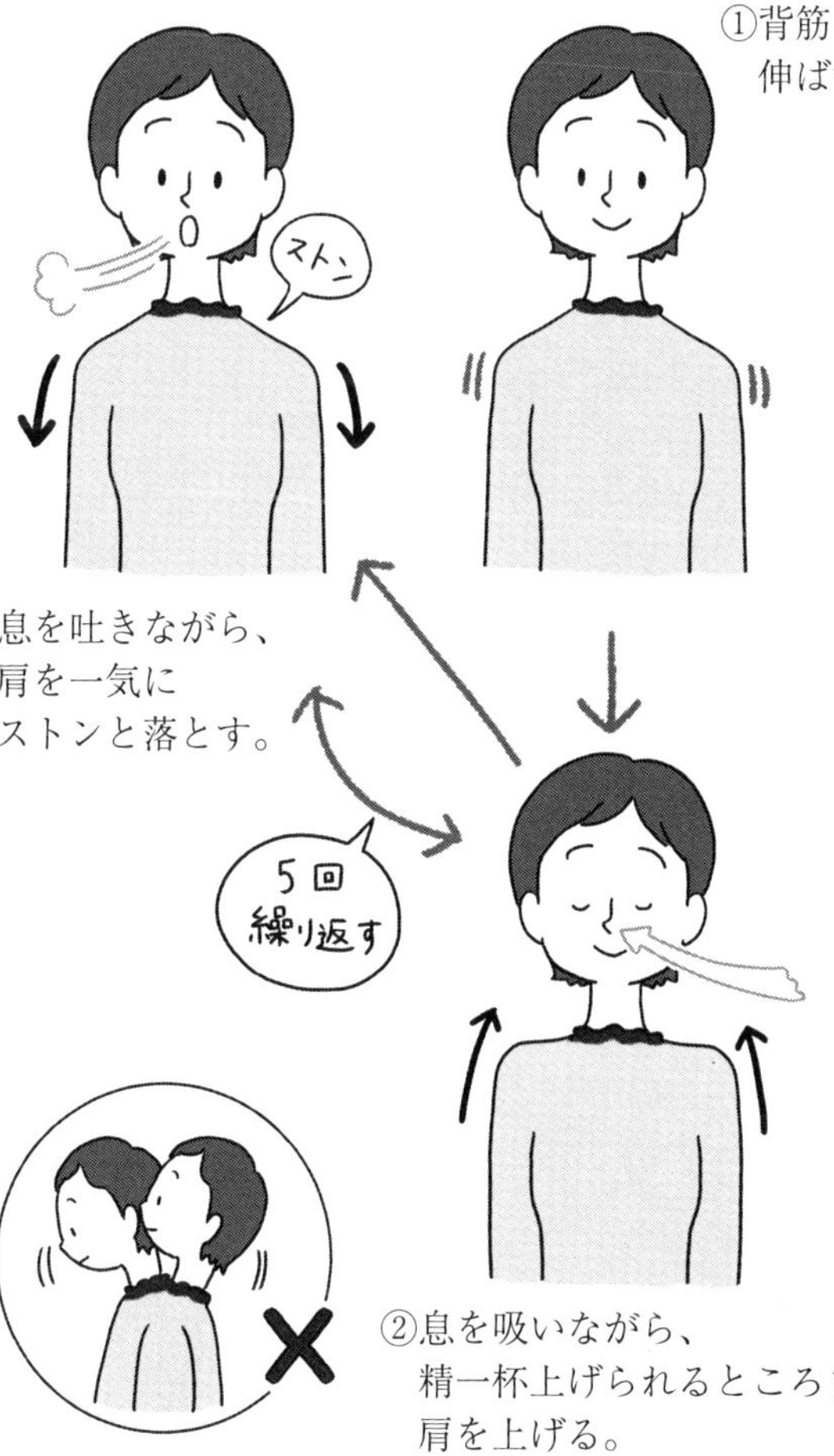

①背筋を
伸ばす。

②息を吸いながら、
精一杯上げられるところまで
肩を上げる。

③息を吐きながら、
肩を一気に
ストンと落とす。

これらのストレッチを取り組むときに重要なのは、**できるだけゆっくりとした動作で身体を動かすこと**です。とくに肩回しをする際は、「いーち、にーい、さーん」とゆっくり数えながら、なるべく大きく回すように心がけましょう。可動域が広がり、血流の促進に繋がります。

首こりや肩こり酷《ひど》くなると、頭痛やめまいに繋がることもあるため、ほかの不調を発生させないためにも、1日に何度か取り組むようにしてください。

首・手首・足首ストレッチで血流促進

血流をよくすると言えば、「首」がつく部位のストレッチも挙げられます。第2章で解説したとおり、血流促進には太い血管が通っている首・手首・足首を温めることが効果的です。

座りっぱなしで滞ってしまった血流を促進するために、肩以外の場所も回してみましょう。

【首回し】

①肩の力を抜く。
②息を吐きながら、ゆっくりと首を前に倒す。
③息を吸いながら、右→後ろ→左の順で首を回す。
④順番を変え、左→後ろ→右の順で首を回す。
⑤無理のない範囲で2〜3回繰り返す。

【手首回し】

①手を前に伸ばし、軽く握る。
②反対の手で手首を掴み、固定する。
③そのまま手首を外側に回し、次に内側に回す。
④それぞれ5回ずつ繰り返す。

⑤左右の手を入れ替えて同じ動作を行なう。

【足首回し】

①背筋を伸ばして椅子に座る。
②座った姿勢のまま、片方の膝を両手で抱える。
③足の力を抜いてブラブラさせ、足首を外側と内側に5回ずつ回す。
④左右の足を入れ替えて同じ動作を行なう。

手首のストレッチをするときは、手を握ったり開いたりする動作も一緒に行なってみましょう。まず手をぎゅっと握り締め、その後にパーっと開く動作を何度か繰り返します。

誰でもできるかんたんな動きではありますが、この動作には末端の毛細血管の血流を促進し、全身の血の巡りをよくする効果があります。電車のなかや病院の待ち時間など、隙間時間にぜひ試してみてください。

【首回し】

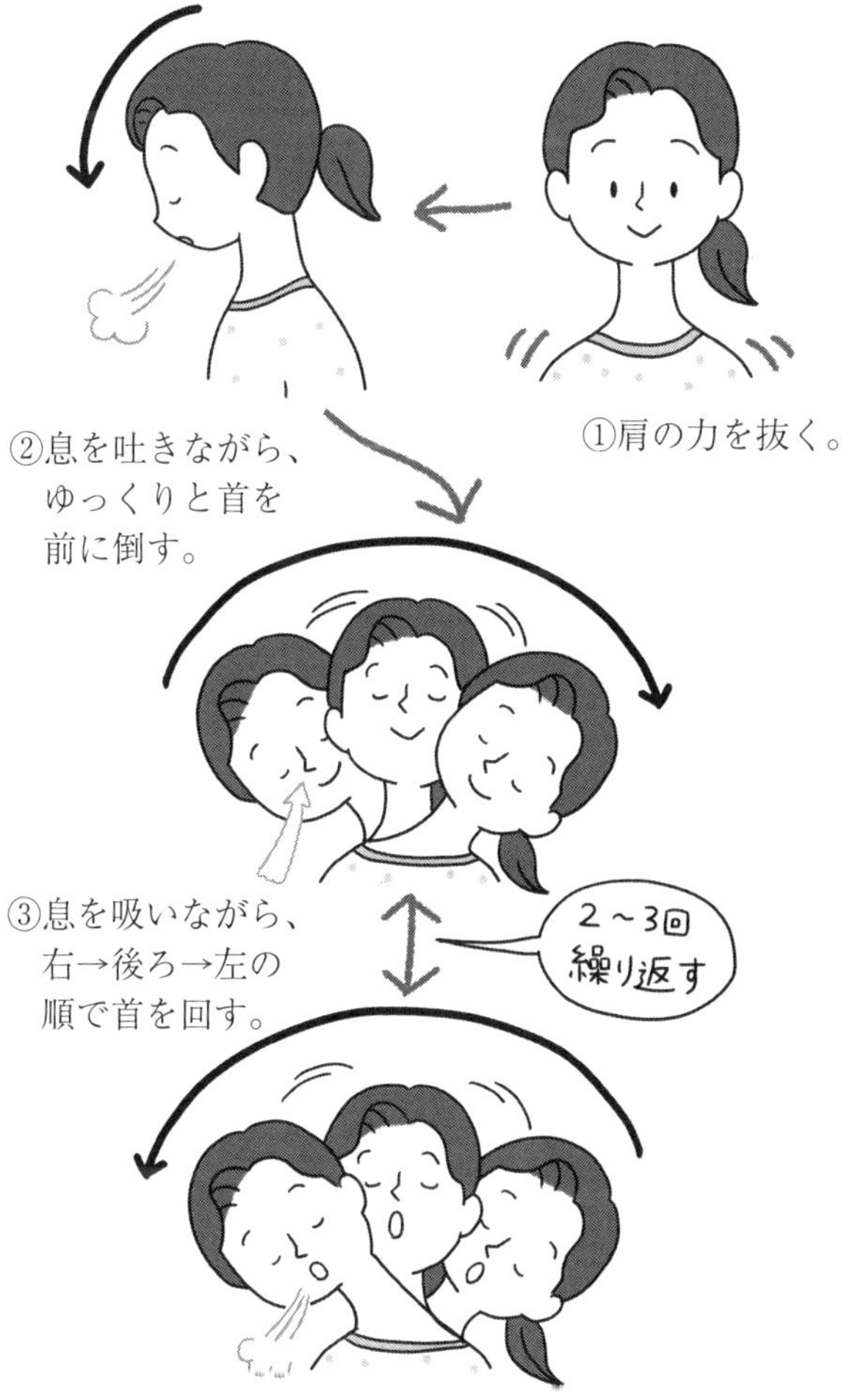
①肩の力を抜く。
②息を吐きながら、
ゆっくりと首を
前に倒す。
③息を吸いながら、
右→後ろ→左の
順で首を回す。
2～3回
繰り返す

【手首回し】

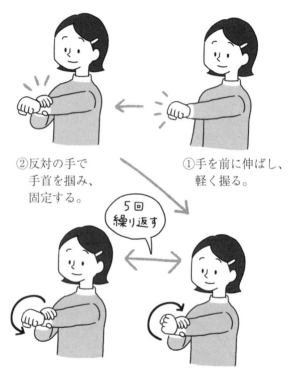

①手を前に伸ばし、
軽く握る。
②反対の手で
手首を掴み、
固定する。
5回
繰り返す
③そのまま手首を外側に回し、
次に内側に回す。

【足首回し】

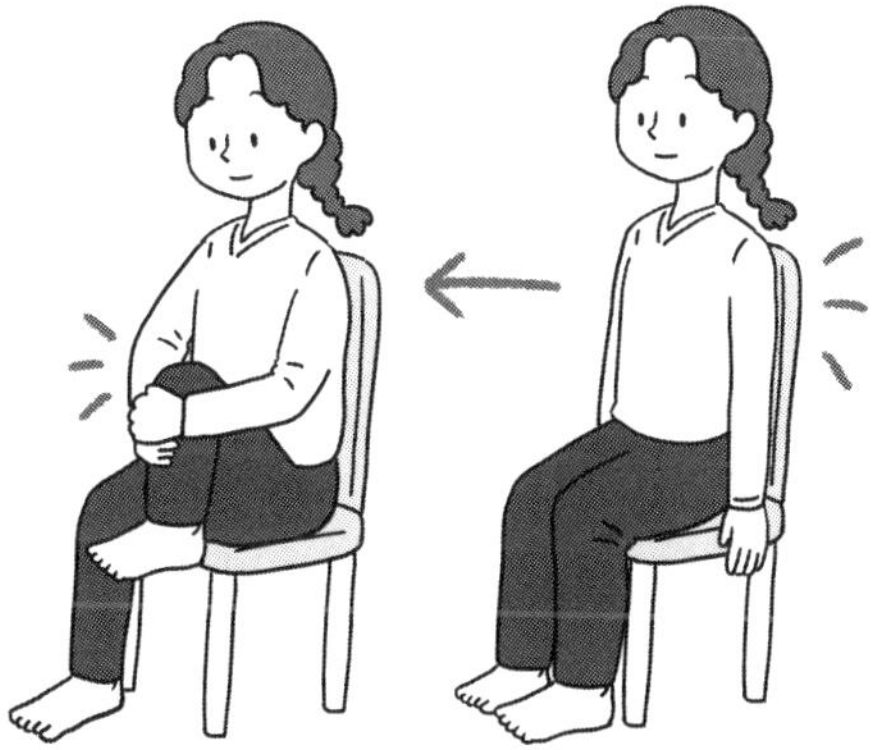

①背筋を伸ばして
椅子に座る。

②座った姿勢のまま、
片方の膝を両手で抱える。

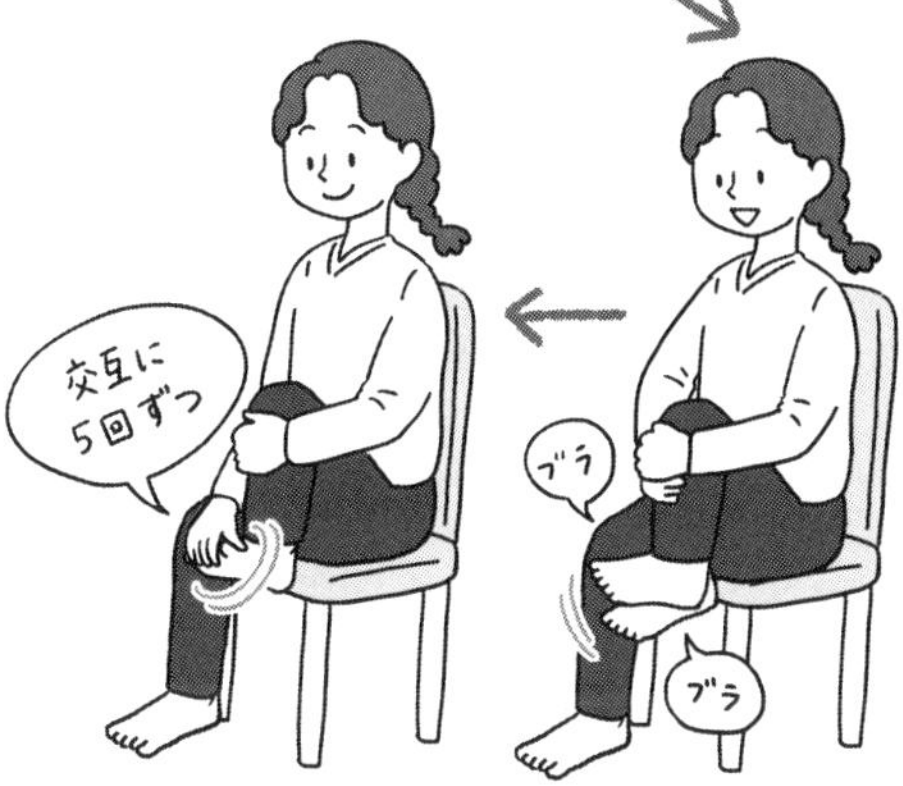

③足の力を抜いてブラブラさせ、
足首を外側と内側に５回ずつ回す。

お手軽太極拳で気分もスッキリ

自律神経の乱れによる不調を防止するためには、太極拳も効果的です。太極拳は中国発祥の武術の一種で、力を使わずに、ゆっくりと均一の速度で動くことが特徴です。

このゆっくりとした動作は、下半身の筋力を鍛えるだけでなく、副交感神経の刺激による血圧の低下作用や、うつ病や気分の落ち込みの予防・改善にも効果を発揮することがわかっています。

中国では朝の公園で太極拳に勤《いそ》しむ人がたくさんいます。独特のスローな動きは、まさに、0・75倍速行動にぴったりな運動と言えるでしょう。

でも、太極拳ってなんだか難しそう……、そんなふうに感じた人は、「スワイショウ」に取り組んでみてはいかがでしょうか？　スワイショウとは、太極拳の準備運動としても行なわれている動きのことです。

スワイショウは漢字では「甩手」と書き、この「甩」という字には、捨てる、いらないものを放り投げるという意味があります。心のなかの不安や悩みを放り投げるように、ゆっくりと自分のペースで身体を動かしてみましょう。

腰を回し、腕を前後左右に大きく振り続けるだけなので、運動が苦手な人でも気軽に取り組めます。基本のやり方は次のとおりです。

①足を肩幅に開く。
②肩や肘の力を抜き、腕はだらりとした状態にする。
③左右交互に身体を捻《ひね》りながら、重力にまかせて腕を大きく振る。
④自分が心地よいと思うまで動作を続ける。

血行の促進はもちろん、自律神経の乱れの改善や疲労回復にも繋がります。腕を振ることで次第に身体の緊張が緩み、深呼吸ができるようになるからです。

また、腰を捻って手を振るという動作に集中できるため、無心で手を振っている

②肩や肘の力を抜き、
腕はだらりとした
状態にする。

①足を肩幅に開く。

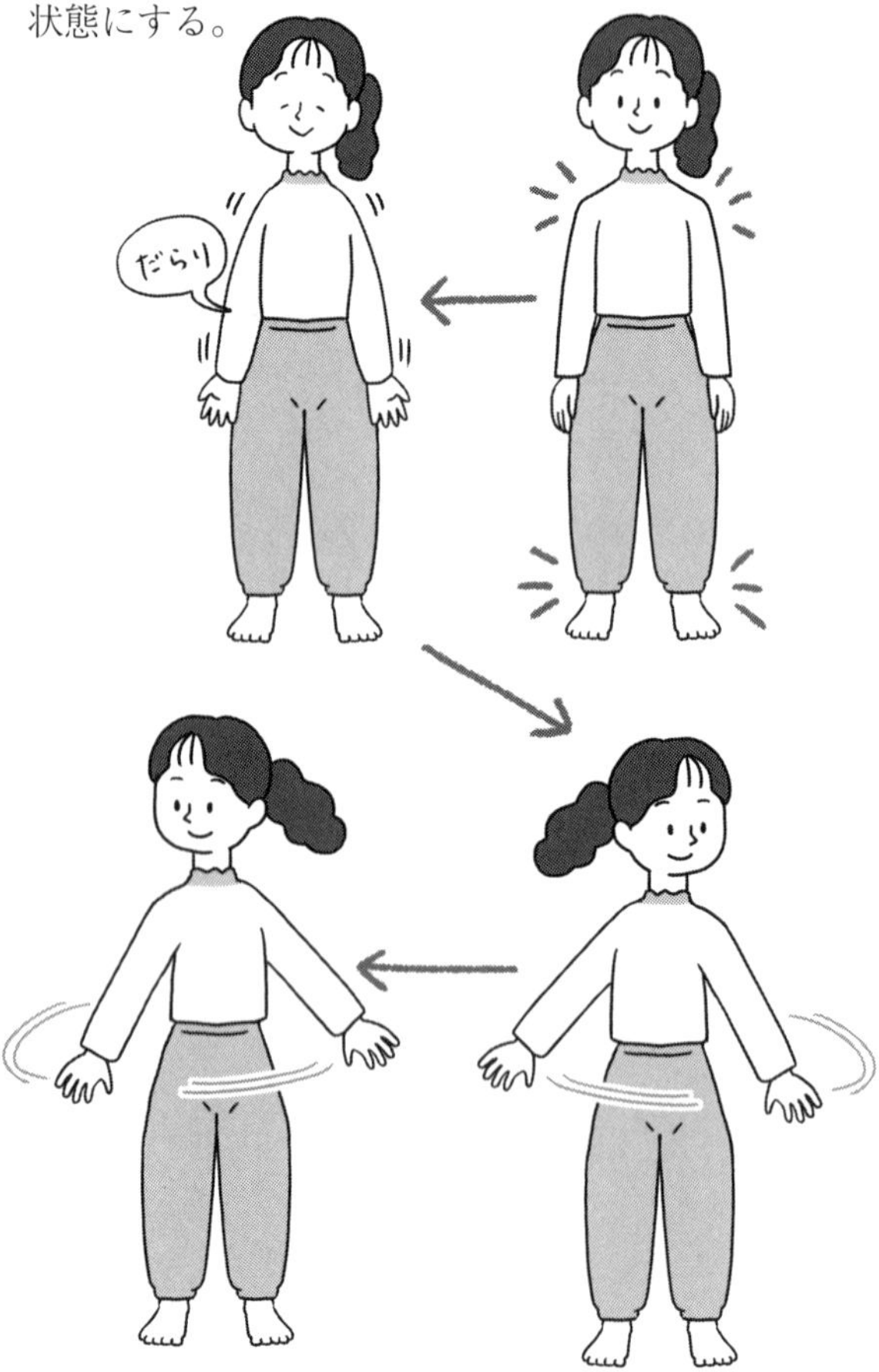

③左右交互に身体を捻りながら、
重力にまかせて腕を大きく振る。

うちに脳疲労が解消され、頭や身体のリフレッシュ効果も期待できます。

ちなみに、スワイショウには腕を前後に振るバージョンもあります。腰痛があり身体を捻ることがつらい場合は、こちらの方法を試してみてください。

①足を肩幅に開く。
②腕を前後左右に大きく振る。
③自分が心地よいと思うまで動作を続ける。

このように一定のリズムで同じ動きを繰り返すことは、神経伝達物質のセロトニンの分泌を促進する効果があります。セロトニンは別名「幸せホルモン」とも呼ばれているため、気分が落ち込んでいるときに取り組めば、ストレス解消や気持ちの安定なども期待できます。なんとなく身体がだるい、気分をリフレッシュさせたいと感じたときにもおすすめです。

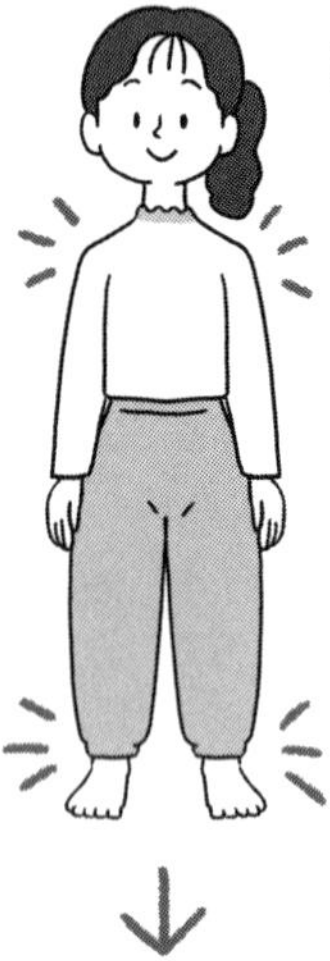

①足を肩幅に開く。

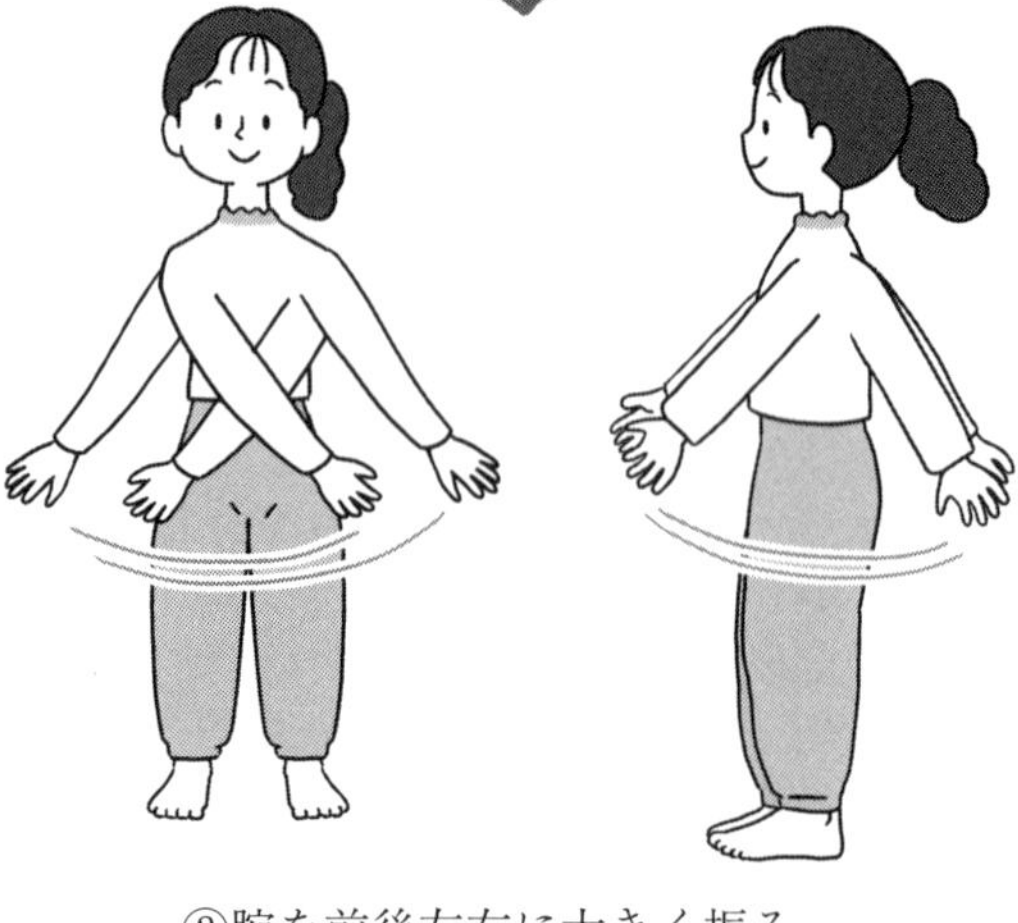

②腕を前後左右に大きく振る。

ラジオ体操はじつはすごいストレッチ

数あるストレッチのなかでも、とくに取り組んでほしいのは、**「0・75倍速ラジオ体操」**です。

ストレッチには「静的ストレッチ」と「動的ストレッチ」の2種類あります。「静的ストレッチ」とは、いわゆる普通のストレッチで、筋肉をゆっくりと伸ばしていくストレッチです。運度後のクールダウンや寝る前のリラクゼーションのイメージですね。

一方、「動的ストレッチ」とは、身体を動かしながら筋肉をほぐすストレッチです。いわゆる運動前の準備運動で、ラジオ体操がまさにそれに当たります。

ラジオ体操はかんたんな動きに見えますが、じつは全身をくまなく使う非常に効率的なエクササイズです。

指先や足先の動きにまで注意を払ってキビキビと真剣に取り組んでみると、かなりの運動量になります。運動不足な人は息が切れてしまうでしょう。

私の知り合いに、ラジオ体操を毎日続けているだけで、ベスト体重をキープしているうえに、風邪ひとつひかないと言う人がいます。

健やかな暮らしのための「0・75倍速ラジオ体操」

「0・75倍速ラジオ体操」のやり方はとてもかんたんです。誰もが知っている**ラジオ体操の速度を0・75倍速に変えて行なうだけ**です。

ラジオ体操は、昔は朝の決まった時間になるとラジオで放送され、それに合わせて皆で体操するというものでした。夏休みになると毎朝近くの公園に行って、眠い目をこすりながら身体を動かした経験がある人も多いでしょう。

今は、ＹｏｕＴｕｂｅなどにいくらでも音源がありますので、早起きする必要はありません。ちなみに、私が調べたところ、そうした「ラジオ体操第１」の音源の所要時間は3分26秒なので、これを0・75倍すると、所要時間は約4分半（3・26÷0・75）に増えます。いわばスローなラジオ体操ですね。

もちろん普通の速度のラジオ体操でも十分効果があるのですが、「0・75倍速ラジオ体操」をおすすめしている理由は、**ラジオ体操のよさを最大限に引き出せること**です。

先述したとおり、ラジオ体操には腕や足の運動だけでなく、身体を捻る、ジャンプをするなど、全身の筋肉や関節を使う動きが揃っています。これらの動きを0・75倍速で行なうことで、ひとつひとつの動作がより効果的になります。

試しに、少し腕を回してみてください。一度目は自然な速さで、二度目はそれより少し時間をかけてゆっくりと回します。2つの動きを比較すると、ゆっくり回したときのほうが、より可動域が広がっているように感じませんか？

筋トレでも、**ひとつひとつの筋肉が隅々までしっかり動いていることを意識しながら行なったほうが効果が高い**と言われています。つま先立ちをするにしても、3秒より4秒行なったほうが負荷が高いのは、誰にでも想像できるはずです。

さらにゆっくりと取り組むことで、自律神経のバランスも整えられます。ラジオ体操は少しテンポの早い音楽に合わせて身体を動かすため、どちらかと言えば交感神経を優位にする運動と考えられます。

しかし、0・75倍速にするとゆっくりとした動きが中心となるため、気持ちを落ち着かせたり、身体をリラックスさせたりする効果も期待できます。

また、ラジオ体操には深呼吸をする動作が含まれているので、自然と副交感神経の働きが活発化になります。

なんとなく気持ちが昂って落ち着かない、つまり身体が交感神経に傾いているように感じたら、「0・75倍速ラジオ体操」で中庸に近づけてみましょう。

まずはラジオ体操第1から行ない、慣れたらラジオ体操第2にも取り組んでみてください。10分足らずの運動習慣が、あなたの人生を健やかにしてくれます。

おわりに

本書では、日常生活をゆっくり行なうことで、自律神経のバランスを整え、心を穏やかに過ごすための「0・75倍速行動」の理論や実践方法をご紹介しました。せかせかした倍速行動による心身の不調から脱するためのヒントになれば、たいへんうれしく思います。

「なんだか最近疲れているけれど、忙しいから仕方がない」「なんとなく不調が続いていてよくならない」。もしこんなふうに思っていても、どうか安心してください。0・75倍速行動の実践をきっかけに、生活習慣の見直しを行なっていけば、きっと不調を減らしていくことができます。今まで余力がなくて取り組めなかったことにも、チャレンジできるようになるでしょう。

私は医師という立場上、日頃から自律神経の働きを意識して、忙しいなかでもなるべく安定した状態を保てるよう心がけています。しかし、自律神経は自分では調整できないうえに、気候やネガティブなニュースなどの外的な要因を受けやすい神経です。そのため、いくら気をつけても、つねにベストな状態を維持することは困難です。

私ですらそうなのですから、一般の方が自律神経のバランスを整えるのは至難の業と言えるでしょう。実際、総合診療医として日々診察をしていると、生産性を追い求めるあまり、心と身体の両方に余裕がなく、結果的に自律神経を乱している方が年々増えているように感じます。

もちろん、タイムパフォーマンスを追求し、成果を出すのは悪いことではありません。ですが、生産性の追求によって心身が疲弊し、周囲の人に感謝したり、料理のおいしさを味わったりすることができなくなれば、それは人間という文化的な生き物にとって、本末転倒ではないでしょうか。

自律神経のバランスが整うことは、心身の負担を減らし、毎日を健康で楽しく過ごすことに繋がります。それを誰でもかんたんに、しかも確実に実現させる効果的な方法が0・75倍速行動の実践であると私は確信しています。

ぜひこの機会に、自分の生活にとって本当に必要なものについて考えてみてください。0・75倍速行動を習慣化すること、つまり今執着しているものを手放し、少しずつ生活をスローに変えれば、心も身体も、自然とよい方向に進んでいくはずです。

これからのあなたの人生が、より味わい深く、さらに幸せなものになることを、心より願っています。

工藤内科　院長　工藤孝文

【著者プロフィール】
工藤孝文（くどう・たかふみ）
内科医・糖尿病内科医・漢方医・統合医療医
福岡大学医学部卒業後、アイルランド、オーストラリアへ留学。帰国後、大学病院、地域の基幹病院を経て、福岡県みやま市の工藤内科で地域医療に力を注ぎ、現在は東京で予防医学の啓発活動を行なっている。専門は、糖尿病・自律神経・心身の不調・漢方治療など多岐にわたる。NHK「ガッテン！」「あさイチ」、日本テレビ「世界一受けたい授業」など、テレビ番組への出演多数。著書・監修書は100冊以上に及び、Amazonベストセラー多数。日本内科学会・日本糖尿病学会・日本肥満学会・日本東洋医学会・日本高血圧学会・小児慢性疾病指定医。

0.75倍速健康法

2025年5月2日　　初版発行

著　者　工藤孝文
発行者　太田　宏
発行所　フォレスト出版株式会社
〒162-0824 東京都新宿区揚場町2-18 白宝ビル 7F
電話　03-5229-5750（営業）
03-5229-5757（編集）
URL　http://www.forestpub.co.jp

印刷・製本　中央精版印刷株式会社

ISBN978-4-86680-821-5　Printed in Japan
乱丁・落丁本はお取り替えいたします。

0.75倍速健康法

特別無料プレゼント

PDFファイル

何度でも書き込みできる

身体を動かすToDoリスト

&

好きなことリスト

本書でご紹介した「身体を動かすToDoリスト」「好きなことリスト」について、繰り返し書き込んで使えるように印刷用データをご用意いたしました。ぜひダウンロードして、本書とともにご活用ください。

無料プレゼントはこちらからダウンロードしてください。

https://2545.jp/075

※特別プレゼントはWebで公開するものであり、小冊子・DVDなどをお送りするものではありません。
※上記無料プレゼントのご提供は予告なく終了となる場合がございます。あらかじめご了承ください。